Brigitte Seidl-Lichtenberg & Sebastian Lichtenberg

Heilende Farben

Brigitte Seidl-Lichtenberg
& Sebastian Lichtenberg

Heilende Farben

Farbtherapie und Frequenz-Energetik für Gesundheit und Selbstheilung

Blockaden auflösen
und Krankheiten überwinden

Aquamarin Verlag

ISBN 978-3-89427-957-8

1. Auflage 2025

Voglherd 1 • D-85567 Grafing
www.aquamarin-verlag.de
Kontakt: kontakt@aquamarin-verlag.de

Umschlaggestaltung: Annette Wagner
Lektorat: Annerose Sieck

Druck: Generál Nyomda, Ungarn

INHALT

Hinweis zum Haftungsausschluss

Die in diesem Buch enthaltenen Informationen dienen ausschließlich Bildungs- und Informationszwecken. Obwohl größtmögliche Sorgfalt darauf verwendet wurde, präzise, aktuelle und verlässliche Inhalte bereitzustellen, wird keine Gewährleistung – weder ausdrücklich noch implizit – für die Richtigkeit, Vollständigkeit oder Aktualität der Informationen übernommen. Dieses Buch stellt weder eine rechtliche, finanzielle, medizinische noch therapeutische Beratung dar.

Die hier beschriebenen Techniken basieren auf verschiedenen Quellen. Es wird ausdrücklich empfohlen, vor der Anwendung dieser Techniken einen qualifizierten Fachmann oder eine Fachfrau zu konsultieren.

Mit dem Lesen dieses Buches erklären sich die Leserinnen und Leser damit einverstanden, dass die Autorin oder der Autor in keiner Weise für direkte oder indirekte Schäden haftet, die durch die Nutzung der bereitgestellten Informationen entstehen, einschließlich, aber nicht beschränkt auf etwaige Fehler, Auslassungen oder Ungenauigkeiten.

VORBEMERKUNG

EIGENVERANTWORTUNG

Dieses Buch ist als ein Begleiter auf deinem Weg zur Selbstheilung gedacht, als eine Quelle der Inspiration und Weisheit, die dir zeigt, wie du die Kraft der Farben und Energien nutzen kannst, um dein Wohlbefinden zu fördern und innere Harmonie zu finden. Mit den hier vorgestellten Techniken geben wir dir Werkzeuge an die Hand, mit denen du eigenverantwortlich an deinem körperlichen, geistigen und emotionalen Gleichgewicht arbeiten kannst. Die Übungen sind sowohl für den Laien als auch für Heiler gedacht. Es ist wichtig, dass du diese Praktiken mit Achtsamkeit und Respekt gegenüber deinem eigenen inneren Heiler anwendest.

In unserer tiefsten Essenz sind wir alle Schöpfer unseres Lebens und Träger einer unermesslichen Kraft, die uns auf unserer Reise zur Ganzheit und Heilung unterstützen kann. Doch es ist ebenso von größter Bedeutung, die Grenzen und Möglichkeiten unserer Selbstheilungskräfte zu erkennen. So wie der Fluss seinen Lauf im Einklang mit der Natur findet, so sollten auch wir im Einklang mit unserem Körper und Geist handeln.

Die in diesem Buch beschriebenen Techniken sind kraftvolle Werkzeuge, die dich auf deinem Weg begleiten können. Dennoch ersetzen sie keineswegs die professionelle Unterstützung durch einen Arzt oder eine Heilpraktikerin. Solltest du an einer körper-

lichen oder seelischen Erkrankung leiden, so ermutigen wir dich, die Weisheit und Erfahrung eines medizinischen Fachmanns/ einer medizinischen Fachfrau in Anspruch zu nehmen. Diese können dir helfen, die für dich am besten geeigneten Wege zur Heilung zu finden und sicherzustellen, dass du in deinem Prozess der Selbstheilung stets gut begleitet und unterstützt wirst.

Denke daran: Selbstheilung ist ein Pfad der Eigenverantwortung, aber auch des Vertrauens in die unterstützende Kraft seitens qualifizierter Ärzte. Die Kombination aus innerer Arbeit und äußerer Unterstützung kann dir helfen, den tiefsten Frieden und die vollständige Heilung zu erfahren, die du suchst. Gehe deinen Weg mit offenem Herzen und dem Bewusstsein, dass du nicht allein bist – die universelle Weisheit und Liebe begleiten dich auf jedem Schritt deiner Reise.

EINLEITUNG

Im Laufe der Jahre haben wir eine Vielzahl von Heiltechniken bei Hunderten von Klienten angewendet, darunter Sportler, Schauspieler, Geschäftsleute und Politiker, Manager, Landwirte, Frauen, Kinder und ältere Menschen. Während dieser Zeit haben wir Dutzende von Heiltechniken aufgezeichnet und erkannt, dass nicht jede Energiearbeit für jeden Menschen geeignet ist. Obwohl wir den Ton oder Klang in den Heilsitzungen auch als Heilmethode miteinbeziehen, haben wir mit Licht und Farbfrequenzen in der Heilung bessere Ergebnisse erzielen dürfen.

Doch wie läuft so eine Heilsitzung ab? Für uns ist es wichtig, als Erstes das Aurafeld einer Person zu beobachten, um zu erkennen, in welchen Feldern der Aura Belastungen aufgetreten sind. Im Anschluss ist dann als Erstes eine Aurabehandlung durchzuführen. Danach stellen wir fest, in welchem Zustand sich das Chakrasystem befindet. Das heißt, dass alle Chakras vom Wurzel-Chakra bis zum Kronen-Chakra der sieben Systeme, mit denen wir arbeiten, geprüft, gereinigt und mit neuer Energie versorgt werden. Durch die Größe der Chakras und den Verschmutzungsgrad/die Farbintensität können wir ein Problem im Gedanken- und Gefühlsmuster des Klienten erkennen und im Anschlussgespräch liebevoll darauf hinweisen. Für einen gesunden Körper ist es unerlässlich, die emotionalen Probleme des Klienten zu erkennen und Inspiration für die Überwindung der Problematiken anzubieten. Ansonsten wird er/sie weitere negative Erfahrungen anziehen, die wiederum krank machende Emotionen und Gedanken verstärken und eine Heilung erschweren. Werden negative Gedanken und Gefühle auf emotionaler Ebene nicht verarbeitet oder transformiert, können sie sich auf körperlicher Ebene in Form von Krankheit, Leiden oder Verletzungen äußern. Emotional zeigen sie sich häufig als Antriebslosigkeit, innere Unruhe, Aggressivität, depressive Verstimmungen oder Burn-out.

Wenn sich Disharmonien einmal auf der körperlichen Ebene manifestiert haben, hat die Person keine andere Wahl, als sich damit auseinanderzusetzen. Die Arbeit auf der körperlichen Ebene behandelt nur das Symptom, nicht die Ursache. Daher ist es die einzige Möglichkeit, sich direkt mit den Gedankenmustern auseinanderzusetzen, damit das Problem/die Disharmonie dauerhaft korrigiert und gelöst werden kann. Vieles, was sich in unserem Leben zeigt, ist eine direkte Folge unserer Gedanken und Gefühle.

Jeder Teil des menschlichen Körpers, einschließlich jedes Organs, stellt die physische Manifestation eines Gedankenmusters dar. Aber es geht nicht nur um den menschlichen Körper, sondern auch um die Manifestationen im Äußeren. Wenn du mit dem, was du bist, unzufrieden bist, musst du buchstäblich die Art und Weise ändern, wie du denkst und wie du dich fühlst. Dadurch änderst du deine Denkmuster und letztlich auch deine DNA und dein äußerliches Erscheinungsbild. Ja, wirklich! Wir können durch ein harmonisches Denkmuster unseren Alterungsprozess verlangsamen und auch körperliche Dissonanzen heilen. Der Geist steht nun einmal über der Materie und ist mit allem, was ist, verbunden. Somit ist auch der Mensch mit allem, was existiert, in einer Verbindung. Da alle aus einem universellen Geist hervorgegangen sind, haben wir mit allen eine Verbindung. Dies erklärt, wie Menschen aus der Ferne kommunizieren und Dinge beeinflussen können.

Wir haben eingangs erklärt, dass Licht und Farbfrequenzen nach unserer Erfahrung intensivere Ergebnisse aufweisen. Die folgenden

Informationen zeigen die Eigenschaften und die entsprechenden Farben der energetischen Chakras des menschlichen Körpers auf. Die Farben der Chakras können mit dem Aurafeld einer Person überlappen und repräsentieren den emotionalen Zustand der Person im jeweiligen Moment. Die allgemeinen Aurafarben ändern sich häufig in Abhängigkeit vom emotionalen Zustand der Person.

FARBEN UND IHRE PSYCHOLOGISCHE WIRKUNG

Farben sind allgegenwärtiger Bestandteil unserer Welt und spielen in unserem täglichen Leben eine maßgebliche Rolle. Ihre Wirkung geht weit über die bloße Ästhetik hinaus, vielmehr beeinflussen Farben unsere Gefühle, Gedanken und Verhaltensweisen auf vielfältige Weise. In der Farbtherapie wird dieses Wissen gezielt eingesetzt, um das emotionale und psychische Wohlbefinden zu fördern.

Die Wahrnehmung von Farben kann starke emotionale Reaktionen auslösen. Wissenschaftliche Studien haben gezeigt, dass warme Farben wie Rot und Gelb häufig mit Erregung und Energie assoziiert werden, während kühle Farben wie Blau und Grün beruhigend wirken. Diese Farbassoziationen sind jedoch nicht universell und können je nach Kultur und persönlicher Erfahrung variieren. Während Weiß in vielen westlichen Kulturen Reinheit und Unschuld symbolisiert, wird es in einigen östlichen Kulturen mit Trauer und Tod assoziiert.

Farben können nicht nur unsere Emotionen, sondern auch unser Verhalten beeinflussen. So hat sich beispielsweise gezeigt, dass Farben wie Blau und Grün helfen können, Stress und Angst zu reduzieren. Diese Farben haben eine beruhigende Wirkung auf Körper und Geist und können den Blutdruck senken sowie die Herzfrequenz verlangsamen. Dies macht sie besonders geeignet für Räume, in denen Entspannung und Ruhe gefördert werden sollen. Rot hingegen kann den Blutdruck erhöhen und den Stoffwechsel anregen, was sowohl positive als auch negative Auswirkungen haben kann. Es kann Energien und Leidenschaft wecken, aber auch Aggressionen und Reizbarkeit verstärken.

Unsere Stimmung wird ebenfalls von Farben beeinflusst. Warme Farben wie Gelb und Orange können Gefühle von Glück und Optimismus hervorrufen. Sie strahlen Wärme und Fröhlichkeit aus und können geistige Aktivität und Entscheidungsfreude fördern. Kühle Farben wie Blau und Violett hingegen sind dafür bekannt, Entspannung und Ruhe zu fördern, was sie ideal für Schlafzimmer und Meditationsräume macht. Diese Farben können helfen, den Geist zu beruhigen und einen erholsamen Schlaf zu fördern. Studien haben gezeigt, dass kühle Farben wie Blau und Grün die Schlafqualität verbessern können, indem sie eine beruhigende Umgebung schaffen.

Auch die kognitive Leistungsfähigkeit kann durch Farben beeinflusst werden. Blau und Grün werden oft mit erhöhter Konzentration und Produktivität in Verbindung gebracht. Untersuchungen haben gezeigt, dass diese Farben die Kreativität fördern und die Effizienz am Arbeitsplatz steigern können. Die Wahl der richtigen Farben kann daher einen erheblichen Einfluss auf die Arbeitsumgebung und die Leistungsfähigkeit haben.

Interessanterweise können Farben auch physiologische Reaktionen wie den Appetit beeinflussen. Rot und Gelb werden häufig in der Werbung und im Design von Restaurants verwendet, da sie den Appetit anregen können. Dies ist einer der Gründe, warum Fast-Food-Ketten oft diese Farben in ihrem Branding und Interieur verwenden.

Blau hingegen kann appetitzügelnd wirken und wird daher selten in Restaurants eingesetzt.

Die Wirkung von Farben auf die Psyche und den Körper lässt sich auch durch neuropsychologische Mechanismen erklären. Farben werden von den Augen aufgenommen und in elektrische Signale umgewandelt, die an das Gehirn gesendet werden. Diese Signale werden im Thalamus verarbeitet und beeinflussen das limbische System, das für die Regulation von Emotionen zuständig ist. Farben können auch hormonelle Reaktionen hervorrufen. Zum Beispiel kann die Exposition gegenüber blauem Licht die Produktion von Melatonin hemmen, einem Hormon, das den Schlaf-Wach-Rhythmus reguliert. Dies erklärt, warum die Nutzung elektronischer Geräte vor dem Schlafengehen den Schlaf stören kann.

Zahlreiche Studien haben die psychophysiologischen Effekte von Farben untersucht. Eine Studie der Universität Basel fand heraus, dass Räume mit blauer Beleuchtung die Stresshormone bei den Probanden senkten und ihre Herzfrequenz reduzierten. Eine andere Studie zeigte, dass die Exposition gegenüber rotem Licht die körperliche Leistungsfähigkeit und die Muskelaktivität steigern kann.

Farben haben eine tiefgreifende psychologische und psychosomatische Wirkung auf den Menschen. Ihre Fähigkeit, Emotionen zu beeinflussen, Stress zu reduzieren und die kognitive Leistungsfähigkeit zu steigern, macht sie zu einem wertvollen Werkzeug in der Therapie und im täglichen Leben. Durch das Verständnis und die gezielte Anwendung der psychologischen Effekte von Farben können wir unser Wohlbefinden verbessern und eine positivere Umgebung schaffen.

DIE GESCHICHTE HINTER DER HEILUNG MIT FARBFREQUENZEN

Farben haben die Menschheit seit jeher fasziniert, und ihre Verwendung zur Heilung reicht weit in die Geschichte zurück. Die Farbtherapie, auch Chromotherapie genannt, nutzt die heilenden Eigenschaften von Farben, um das Wohlbefinden zu verbessern und gesundheitliche Probleme zu behandeln. Dieser Ansatz hat tiefe Wurzeln in verschiedenen Kulturen und Epochen, und seine Entwicklung spiegelt das menschliche Streben nach Heilung und Harmonie.

Die Anfänge der Farbtherapie lassen sich bis ins alte Ägypten zurückverfolgen. Die Ägypter glaubten, dass Farben heilende Kräfte besitzen, die in Verbindung mit den Göttern stehen. Sie nutzten farbiges Licht, um verschiedene Krankheiten zu behandeln, und sie bauten spezielle Heiltempel, die mit farbigem Glas und Edelsteinen gestaltet waren. Diese Tempel ermöglichten es den Menschen, in farbigem Licht zu baden, das durch die Sonneneinstrahlung reflektiert wurde. Blau und Grün nutzte man, um das Nervensystem zu beruhigen, während Rot zur Anregung und Vitalisierung eingesetzt wurde.

Im alten Griechenland und Rom wurde die Farbtherapie ebenfalls praktiziert. Der berühmte griechische Arzt Hippokrates (460–370 v. Chr.) erkannte die Bedeutung von Licht und Farbe für die Heilungen, und er griff darauf in seinen Behandlungen zurück. Die Griechen bauten Sonnentempel, in denen Menschen dem Sonnenlicht ausgesetzt wurden, um verschiedene Beschwerden zu lindern. Sie glaubten, dass das Sonnenlicht durch seine verschiedenen Farbanteile heilende Kräfte besaß. Diese Praxis fand auch im antiken Rom Anklang, wo Thermen und Bäder mit farbigen Mosaiken gestaltet wurden, um eine heilende Atmosphäre zu schaffen.

Im alten Indien war die Farbtherapie eng mit der Ayurveda-Medizin verbunden, einem der ältesten Heilungssysteme der Welt. Die indischen Heilkundigen wussten, dass Farben die Chakras, die Energiezentren des Körpers, beeinflussen können. Jede Farbe wurde mit einem bestimmten Chakra in Verbindung gebracht und genutzt, um das Gleichgewicht im Körper wiederherzustellen. Zum Beispiel wurde Rot zur Stärkung des Wurzel-Chakras verwendet, während Violett das Kronen-Chakra unterstützte. Diese Praxis der Chakraheilung mit Farben ist auch heute noch ein zentraler Bestandteil der ayurvedischen Medizin.

In der Traditionellen Chinesischen Medizin (TCM) spielte die Farbtherapie ebenfalls eine wichtige Rolle. Die Chinesen waren überzeugt, dass Farben den Fluss der Lebensenergie, bekannt als Qi, beeinflussen können. Jede Farbe wurde mit einem der fünf Elemente – Holz, Feuer, Erde, Metall und Wasser – sowie bestimmten Organen und Emotionen assoziiert. Blau und Grün wurden verwendet, um das Holz-Element zu stärken und die Leber zu heilen, während Rot das Feuer-Element und das Herz unterstützte. Diese Konzepte wurden in der Akupunktur, der Kräutermedizin und anderen Heilmethoden integriert.

Im Mittelalter war die Farbtherapie in Europa eng mit der Alchemie und der Mystik verbunden. Alchemisten und Heiler nutzten Farben, um die spirituelle und körperliche Heilung zu fördern. Sie glaubten, dass Farben eine Verbindung zwischen dem Makrokosmos (dem Universum) und dem Mikrokosmos (dem menschlichen Körper) herstellen können. Diese Ideen wurden von den Scholastikern, die die Bedeutung von Farben in der christlichen Symbolik und Kunst hervorhoben, weiterentwickelt. Kirchenfenster wurden mit farbigem Glas gestaltet, um das Licht zu filtern und eine heilige Atmosphäre zu schaffen, die die Gläubigen geistig und körperlich heilen sollte.

Im 19. Jahrhundert gewann die Farbtherapie durch die Fortschritte in der Wissenschaft und Medizin neue Bedeutung. Der dänische Arzt Niels Finsen (1860–1904) erhielt 1903 den Nobelpreis für Medizin für seine Arbeit zur Lichttherapie bei Hauttuberkulose. Finsen nutzte ultraviolettes Licht, um die Heilung anzuregen, und seine Forschung war es, die den Grundstein für die moderne Lichttherapie legte. Diese Entdeckung führte zu einem erneuten Interesse an der heilenden Wirkung von Farben und Licht.

Im 20. Jahrhundert wurden weitere wissenschaftliche Studien zur Farbtherapie durchgeführt. Der amerikanische Psychologe und Farbtherapeut Edwin Babbitt (1862–1939) veröffentlichte 1878 sein Buch »The Principles of Light and Color«, in dem er die heilenden Eigenschaften von Farben detailliert beschrieb. Babbitt entwickelte eine Farblampe, die farbiges Licht auf bestimmte Körperstellen projizierte. Seine Arbeit hatte einen großen Einfluss auf die Entwicklung der modernen Farbtherapie. In der zweiten Hälfte des 20. Jahrhunderts wurde die Farbtherapie in der alternativen Medizin populär. Therapeuten begannen, Farben in Kombination mit anderen Heilmethoden wie Aromatherapie, Klangtherapie und Akupunktur zu nutzen. Die Psychologie der Farben wurde ebenfalls intensiv untersucht, um zu verstehen, wie Farben unsere Emotionen und unser Verhalten beeinflussen. Diese Erkenntnisse wurden in der Kunsttherapie, im Design und in der Architektur angewendet, um heilende und harmonische Umgebungen zu schaffen.

Heute ist die Farbtherapie eine anerkannte Methode in der ganzheitlichen Medizin und wird weltweit praktiziert. Sie findet Anwendung in der Behandlung von Stress, Angstzuständen, Depressionen, chronischen Schmerzen und vielen anderen gesundheitlichen Problemen. Moderne Technologien wie LED-Lichttherapiegeräte und Farbbrillen ermöglichen es, die heilenden Eigenschaften von Farben präzise und individuell einzusetzen.

Die Geschichte der Farbtherapie zeigt, dass das Interesse an den heilenden Kräften der Farben tief in der menschlichen Kultur verankert ist. Von den alten Ägyptern und Griechen über die traditionellen Heilmethoden Indiens und Chinas bis hin zu den modernen wissenschaftlichen Ansätzen haben Farben stets eine bedeutende Rolle in der Heilkunst gespielt. Diese historische Perspektive verdeutlicht, dass Farben mehr sind als nur visuelle Eindrücke – sie sind kraftvolle Werkzeuge, die unser Wohlbefinden und unsere Gesundheit positiv beeinflussen können.

FARBFREQUENZEN IN DER HUMANMEDIZIN

Farben besitzen die Fähigkeit, tief in unsere Psyche und unseren Körper einzudringen und heilende Prozesse anzustoßen. In der modernen Medizin hat die Farb- bzw. Chromotherapie ihren Platz als komplementäre Behandlungsmethode gefunden. Sie wird in verschiedenen Bereichen der medizinischen Praxis eingesetzt, um sowohl physische als auch psychische Beschwerden zu lindern und das allgemeine Wohlbefinden zu verbessern. Die Integration der Farbtherapie in die moderne Medizin begann mit der Anerkennung ihrer Wirksamkeit durch wissenschaftliche Forschung und klinische Studien. Die Entdeckung, dass Licht und Farben auf biologische Systeme einwirken können, hat zu einem tieferen Verständnis der Mechanismen geführt, durch die Farben heilende Effekte erzielen. Diese Erkenntnisse haben den Weg für die Anwendung der Farbtherapie in medizinischen Behandlungen und Kliniken geebnet.

In der Dermatologie wird die Farbtherapie erfolgreich zur Behandlung verschiedener Hauterkrankungen eingesetzt. Blaulichttherapie hat sich als besonders wirksam bei der Behandlung von Akne erwiesen. Das blaue Licht dringt in die Haut ein und tötet die Bakterien ab, die Akne verursachen, während es gleichzeitig entzündungshemmend wirkt. Auch bei Psoriasis und Ekzemen wird Lichttherapie angewendet, wobei verschiedene Farbspektren genutzt werden, um die Haut zu beruhigen und den Heilungsprozess zu fördern. Die Anwendung von rotem Licht, das die Kollagenproduktion stimuliert und die Hautregeneration unterstützt, hat ebenfalls positive Ergebnisse gezeigt.

Die Lichttherapie ist auch eine etablierte Methode zur Behandlung von saisonaler Depression (SAD). In den Wintermonaten, wenn das natürliche Tageslicht reduziert ist, kann die Exposition gegenüber hellem, weißem oder blauem Licht die Produktion von Serotonin im Gehirn erhöhen und so die Stimmung verbessern. Diese Therapieform hat sich als wirksam erwiesen und wird in vielen Kliniken als Standardbehandlung für SAD angeboten.

Ein weiterer Bereich, in dem die Farbtherapie Anwendung findet, ist die Schmerzbehandlung. Farben wie Blau und Grün haben beruhigende Eigenschaften, die helfen können, chronische Schmerzen zu lindern. In der Physiotherapie werden oft farbige Lichtquellen eingesetzt, um Muskelverspannungen zu lösen und Entzündungen zu reduzieren. Die beruhigende Wirkung dieser Farben kann die Freisetzung von Endorphinen fördern, die als natürliche Schmerzmittel des Körpers wirken.

Die Onkologie hat ebenfalls begonnen, die Vorteile der Farbtherapie zu nutzen. Bei der Behandlung von Krebspatienten wird sie als unterstützende Therapie eingesetzt, um die Nebenwirkungen der konventionellen Krebsbehandlungen abzumildern. Farbiges Licht kann dazu beitragen, Übelkeit zu reduzieren, das Immunsystem zu stärken und den allgemeinen Gesundheitszustand zu verbessern. Diese unterstützende Therapie kann die Lebensqualität der Patienten während der oft belastenden Behandlungsphasen erheblich steigern.

In der modernen medizinischen Praxis wird die Farbtherapie auch zur Verbesserung des psychischen Wohlbefindens eingesetzt. Kliniken und therapeutische Einrichtungen nutzen farbige Beleuchtung und farbige Räume, um eine heilsame Atmosphäre zu schaffen. Untersuchungen haben gezeigt, dass bestimmte Farben Angst und Stress reduzieren können. Warme Farben wie Gelb und Orange fördern das Gefühl von Sicherheit und Geborgenheit, während kühle Farben wie Blau und Grün beruhigend und entspannend wirken. Diese Erkenntnisse werden in der Gestaltung von Krankenhauszimmern und Wartebereichen angewendet, um den Patienten eine angenehmere und stressfreie Umgebung zu bieten.

Ein innovativer Bereich der Farbtherapie in der modernen Medizin ist die Verwendung von farbigen Visualisierungen und Meditationen. Diese Techniken werden in der Psychotherapie und zur Stressbewältigung eingesetzt. Betroffene lernen, sich bestimmte Farben vorzustellen, um auf diese Weise ihre Stimmung zu verbessern und innere Ruhe zu finden. Diese Visualisierungen können helfen, emotionale Blockaden zu lösen und das mentale Gleichgewicht wiederherzustellen.

Die Integration der Farbtherapie in die moderne Medizin wird durch technologische Fortschritte weiter vorangetrieben. Die Entwicklung von LED-Lichttherapiegeräten hat die Anwendung von farbigem Licht präziser und effektiver gemacht. Diese Geräte ermöglichen es, spezifische Wellenlängen des Lichtes zu nutzen, um gezielte therapeutische Effekte zu erzielen. Kliniken und therapeutische Praxen weltweit setzen diese Technologie ein, um die heilenden Eigenschaften von Farben in einer kontrollierten und sicheren Weise zu nutzen.

Ein weiteres spannendes Feld ist die Anwendung der Farbtherapie in der Rehabilitation und Physiotherapie. Farbiges Licht wird eingesetzt, um die Regeneration von Gewebe zu fördern und die Heilung nach Verletzungen zu beschleunigen. Die Stimulation durch farbiges Licht kann den Zellstoffwechsel anregen und die Durchblutung verbessern, was den Heilungsprozess unterstützt. Diese Techniken werden häufig in Rehabilitationszentren eingesetzt, um Patienten nach Operationen oder Verletzungen zu helfen, schneller wieder auf die Beine zu kommen.

Die Forschung zur Farbtherapie wird kontinuierlich erweitert, und neue Studien zeigen vielfältige Möglichkeiten dieser Methode auf. Wissenschaftler untersuchen die genauen biologischen Mechanismen, durch die Farben ihre heilende Wirkung entfalten, und entwickeln neue Anwendungsmöglichkeiten. Diese Forschung trägt dazu bei, die Akzeptanz und Integration der Farbtherapie in der konventionellen Medizin weiter zu erhöhen.

Zusammenfassend lässt sich sagen, dass die Farbtherapie heute einen festen Platz in der modernen Medizin einnimmt. Ihre Integration in verschiedene medizinische Disziplinen zeigt, dass sie eine wertvolle Ergänzung zu konventionellen Behandlungsmethoden darstellt. Die heilenden Eigenschaften von Farben werden genutzt, um das körperliche und psychische Wohlbefinden der Patienten zu verbessern, Schmerzen zu lindern und den Heilungsprozess zu unterstützen. Mit den fortlaufenden wissenschaftlichen Fortschritten und technologischen Entwicklungen wird die Farbtherapie auch in Zukunft eine wichtige Rolle in der Medizin spielen.

DIE WISSENSCHAFT HINTER DER HEILUNG MIT FARBFREQUENZEN

Farben sind das Ergebnis von Licht, das in Wellen durch den Raum reist. Diese Wellen haben unterschiedliche Längen, die wir als Farben wahrnehmen. Der sichtbare Bereich des Lichtspektrums erstreckt sich von etwa 380 Nanometer (violett) bis 700 Nanometer (rot). Wenn Licht auf Objekte trifft, wird es teilweise absorbiert, reflektiert oder durchgelassen, und diese Wechselwirkungen bestimmen, welche Farben wir sehen. Die Netzhaut des menschlichen Auges enthält Fotorezeptoren, die als Stäbchen und Zapfen bekannt sind. Während Stäbchen für das Sehen bei schwachem Licht verantwortlich sind, erkennen die Zapfen Farben und Details. Drei Arten von Zapfen reagieren auf Rot, Grün oder Blau, und durch ihre kombinierte Aktivität können wir das gesamte Farbspektrum sehen.

Auf zellulärer Ebene haben Farbfrequenzen eine bemerkenswerte Wirkung. Eine der zentralen Theorien, die diese Effekte erklären, ist die Biophotonen-Theorie. Diese Theorie postuliert, dass Zellen Licht in Form von Biophotonen emittieren und absorbieren. Biophotonen sind schwache Lichtquanten, die von lebenden Organismen ausgesendet werden und als Träger von biologischer Information dienen. Sie spielen eine wesentliche Rolle in der Zellkommunikation und -regulation. Farbfrequenzen beeinflussen die Emission und Absorption von Biophotonen, was wiederum zelluläre Prozesse moduliert. Studien haben gezeigt, dass Licht in spezifischen Wellenlängen biologische Aktivitäten wie Zellproliferation, DNA-Synthese und Proteinsynthese beeinflussen kann. Eine Untersuchung der Universität von Pavia in Italien fand heraus, dass rotes Licht die Zellproliferation und die Kollagenproduktion signifikant steigert. Diese Effekte sind besonders relevant für die Wundheilung und die Regeneration von Gewebe.

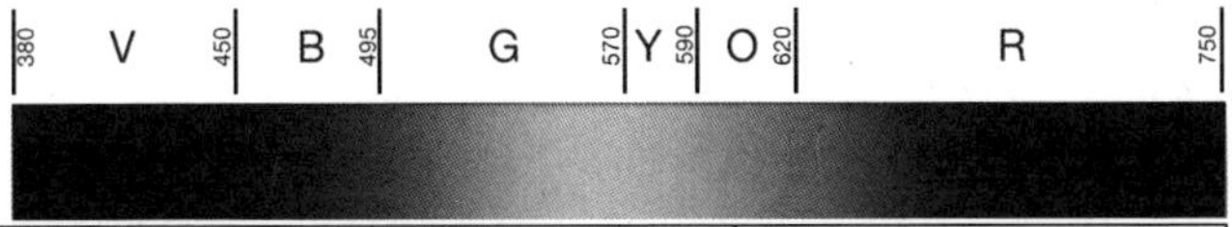

Farbe	Wellenlänge	Frequenz	Photonen-Energie
Violett	380–450 nm	670–790 THz	2.75–3,26 eV
Blau	450–485 nm	620–670 THz	2.56–2.75 eV
Türkis	485–500 nm	600–620 THz	2.48–2.56 eV
Grün	500–565 nm	530–600 THz	2.19–2.48 eV
Gelb	565–590 nm	510–530 THz	2.10–2.19 eV
Orange	590–625 nm	480–510 THz	1.98–2.10 eV
Rot	625–700 nm	400–480 THz	1.65–1.98 eV
	Nanometer	Terahertz	Elektronenvolt

Eine weitere Studie, durchgeführt am National Institute of Mental Health and Neurosciences in Indien, zeigte, dass blaues Licht die Produktion reaktiver Sauerstoffspezies (ROS) in den Zellen reduziert. ROS sind Moleküle, die in hohen Konzentrationen zelluläre Schäden verursachen können. Durch die Reduktion von ROS hilft blaues Licht, oxidativen Stress zu vermindern und zelluläre Integrität zu bewahren. Diese antioxidativen Eigenschaften sind besonders vorteilhaft für die Behandlung von entzündlichen Erkrankungen und Hautproblemen.

Die Biophotonentheorie liefert auch eine Grundlage für die Anwendung von Farbfrequenzen in der Geistheilung. Biophotonen sind nicht nur für physische Prozesse, sondern auch für energetische und informative Wechselwirkungen verantwortlich. In der Geistheilung geht man davon aus, dass Farbfrequenzen das Energiefeld des Menschen beeinflussen können. Das Energiefeld, oft als Aura bezeichnet, besteht aus verschiedenen Schichten und energetischen Zentren, die als Chakras bekannt sind. Jede dieser Schichten und Zentren korreliert mit spezifischen Farbfrequenzen, die ihre Funktion und Harmonie beeinflussen.

Eine Studie der Universität Wien zeigte, dass Patienten, die einer Farbtherapie mit spezifischen Wellenlängen ausgesetzt waren, eine signifikante Verbesserung ihres psychischen und physischen Wohlbefindens erlebten. Diese Effekte wurden durch die Harmonisierung der Biophotonenemissionen und die Stärkung der zellulären Kommunikation erklärt.

Ein weiteres Beispiel ist die Forschung des Max-Planck-Instituts, die sich auf die quantenmechanischen Aspekte der Biophotonenemission konzentrierte. Diese Studien haben gezeigt, dass Biophotonen kohärente Lichtquellen sind, die ähnliche Eigenschaften wie Laserlicht besitzen. Diese Kohärenz ermöglicht eine hochpräzise und effiziente Informationsübertragung auf zellulärer Ebene. In der Geistheilung kann diese Eigenschaft genutzt werden, um gezielte Heilimpulse zu senden, die die Selbstheilungskräfte des Körpers aktivieren.

Die Anwendung von Farbfrequenzen in der Medizin und Geistheilung beruht auf der Erkenntnis, dass Licht nicht nur als Energiequelle, sondern auch als Informationsträger dient. Durch die gezielte Nutzung von Farbfrequenzen können Heilungsprozesse auf einer tiefen, zellulären Ebene unterstützt werden. Diese Erkenntnisse bieten eine wissenschaftliche Grundlage für die Integration von Farbtherapie und Geistheilung in konventionelle und komplementäre Behandlungsmethoden.

Es lässt sich also sagen, dass die Wissenschaft hinter der Farbfrequenz tief in den physikalischen und biologischen Grundlagen der Lichtwahrnehmung und Zellkommunikation verankert ist. Studien belegen, dass Licht und Farben weit mehr als nur visuelle Eindrücke sind; sie sind kraftvolle Werkzeuge, die auf zellulärer Ebene Heilungsprozesse anstoßen und fördern können. Durch das Verständnis der Wirkmechanismen von Farbfrequenzen und Biophotonen können wir die heilenden Eigenschaften von Farben gezielt nutzen und damit die Farbfrequenzen in der Geistheilung als wertvolle Ergänzung zu konventionellen Behandlungsmethoden etablieren.

LINKS ZU DEN STUDIEN:

Woldetsadik, M., Godbout, R., et al.: »Photobiomodulation by Red Light-Emitting Diodes Enhances Wound Healing in Diabetic Mice«. Journal of Biomedical Optics, 2015.
https://pubmed.ncbi.nlm.nih.gov/25935146/

Kim, T.-S., et al.: »Blue light exposure reduces proliferation of vascular smooth muscle cells via NOX4-derived ROS production«. Free Radical Biology and Medicine, 2017.
https://www.sciencedirect.com/science/article/pii/S0891584917301338

Popp, F.-A., Gu, Q., et al.: »Biophotons as subtle energy carriers«. Evidence-Based Complementary and Alternative Medicine, 2009. https://www.ncbi.nlm.nih.gov/pmc/articles/PMC3155266/

Elliot, A. J., Maier, M. A.: »Color and psychological functioning: A theoretical review and empirical investigation«. Review of General Psychology, 2014.
https://journals.sagepub.com/doi/10.1037/gpr0000012

Popp, F.-A.: »Biophotons: Ultraweak Light Impulses Regulate DNA«. Electromagnetic Biology and Medicine, 2003.
https://www.researchgate.net/publication/269550393_Biophotons_Ultraweak_Light_Impulses_Regulate_Life_Processes_in_Aging

Diese Studien bieten eine wissenschaftliche Grundlage für die Wirkungsweise von Farbfrequenzen auf zellulärer Ebene und die Anwendung von Biophotonen in der Medizin. Durch die Untersuchung dieser und ähnlicher Arbeiten kann ein tieferes Verständnis für die potenziellen therapeutischen Anwendungen von Farbfrequenzen entwickelt werden.

LICHTFARBEN UND IHRE THERAPIEANWENDUNG

Die Farbtherapie ist eine wirkungsvolle und dabei gleichzeitig schmerz- und angstfreie Heilmethode, die sich der natürlichen Kräfte der Farbschwingungen (Frequenzen) und des Lichtes bedient. Sie ist darüber hinaus eine ganzheitliche Heilmethode, da die Farbschwingungen sowohl auf den physischen als auch auf den seelisch-geistigen Bereich des Körpers einwirken. Farbe kann in unterschiedlichen Intensitätsformen eingesetzt werden: Farbbestrahlungen wirken stärker als Farbeinflüsse durch Kleidungsstücke, Nahrungsmittel oder unsere direkte Umgebung. Die rasche Harmonisierung durch gezielt eingesetzte Farbschwingungen lässt sich mittels der Kirlianfotografie eindrucksvoll nachweisen – übrigens auch die Wirkung der Bachblüten-Essenzen.

»Wir wissen mittlerweile, dass Lebenskraft steuerbar ist. Diese Lebenskraft folgt den Gedanken, wohin wir unsere Aufmerksamkeit richten.«

MIT FARBFREQUENZEN ARBEITEN

Stelle dir vor, dass das Licht, das dich umgibt, eine verborgene Kraft in sich trägt – eine Kraft, die in der Lage ist, körperliche Disharmonien zu heilen und das Wohlbefinden auf eine subtile, aber tiefgreifende Weise zu verbessern. Dieses Licht, unsichtbar für das bloße Auge, besteht aus einem Spektrum von Farbfrequenzen, die, wenn sie bewusst gelenkt werden, den Zellen genau das geben können, was sie brauchen, um wieder in Balance zu kommen.

Wenn wir Licht, oder wie es in spirituellen Kreisen oft genannt wird, Ätherenergie, in unseren Körper projizieren, geschieht etwas Faszinierendes: Das Licht zerlegt sich in verschiedene Farbfrequenzen, jede mit ihrer eigenen Schwingung und Dichte. Der Körper, ein Meister der Selbstheilung, nimmt nur jene Frequenzen auf, die er benötigt, um die vorhandenen Störungen zu korrigieren. Dies geschieht ganz natürlich, fast wie ein stilles Gespräch zwischen Licht und Zelle.

Das Besondere an der Arbeit mit farbigen Frequenzen ist ihre Effektivität. Während das reine Licht bereits heilsam ist, sind es die spezifischen Farbtöne, die eine schnellere und gezieltere Heilung ermöglichen. Jede Farbe, von Rot bis Elektrisch-Violett, besitzt eine einzigartige Eigenschaft, die ihre Wirkung auf den Körper bestimmt. Rot, mit seiner kräftigen, niedrigen Schwingung, eignet sich hervorragend für die Heilung von Geweben und Knochenbrüchen, während höhere Frequenzen wie Violett für die Heilung empfindlicherer Bereiche wie Herz, Lunge oder Nervengewebe verwendet werden.

Unsere Arbeit konzentriert sich hauptsächlich auf zehn Farben, jede sorgfältig ausgewählt und klassifiziert nach ihrer Dichte, Teilchengröße und Schwingungsgeschwindigkeit:

- **Rot:** Die kräftigste Farbe, ideal für tiefgehende körperliche Reparaturen.
- **Gelb** und **Orange:** Wirken auf die Mittelschicht des Körpers, besonders auf die Verdauungsorgane und das Immunsystem.
- **Blau** und **Grün:** Diese beruhigenden Farben fördern die Heilung und Regeneration, besonders im Bereich von Brust und Hals.
- **Violett** und **Elektrisch-Violett:** Hohe Frequenzen, die spirituelle und mentale Klarheit fördern und für die Heilung von Erkrankungen im Kopfbereich geeignet sind.
- **Weiß:** Die Farbe der Reinheit, die oft als neutraler Heiler eingesetzt wird.
- **Silber** und **Gold:** Edelmetallfarben, die auf höherer Ebene wirken, um die energetische Balance und das spirituelle Wachstum zu unterstützen.

Die Wahl der richtigen Farbe ist entscheidend. Sie hängt davon ab, welche Art von Heilung erforderlich ist und in welchem Bereich des Körpers diese stattfinden soll. Farben mit niedriger Schwingung, wie Rot, sind mächtig und greifen tief ein, während höhere Frequenzen wie Violett sanfter wirken, aber dennoch tief in die energetischen Schichten eindringen können.

Diese Farbfrequenzen sind weit mehr als bloße Visualisierungen; sie sind Werkzeuge der Transformation. Doch wie bei jedem kraftvollen Werkzeug muss auch hier sorgsam und respektvoll vorgegangen werden. Die richtige Anwendung kann den Heilungsprozess beschleunigen und tiefgreifende Veränderungen im physischen und energetischen Körper bewirken.

In der Praxis der energetischen Heilung sind diese Farbfrequenzen wie Schlüssel, die, richtig angewendet, die Tore zu einem ausgeglichenen, gesunden und erfüllten Leben öffnen können. Es ist eine Einladung, das Licht, das uns umgibt, nicht nur zu sehen, sondern bewusst zu nutzen, um Heilung und Harmonie in unser Leben und das Leben anderer zu bringen.

DAS GEHEIMNIS DER FARBFREQUENZEN NACH DR. HUNT

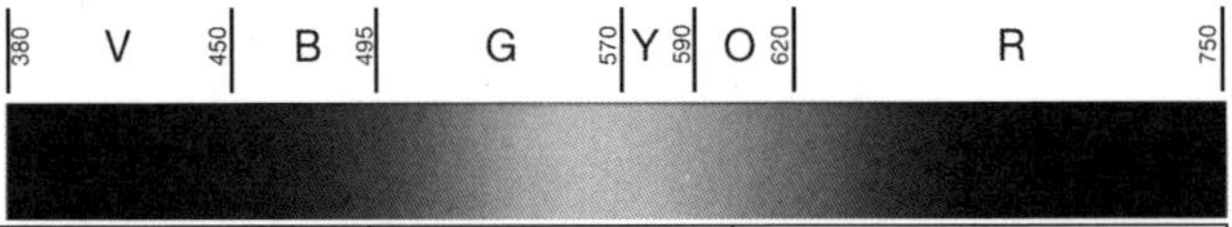

Farbe	Wellenlänge	Frequenz	Photonen-Energie
Violett	380–450 nm	670–790 THz	2.75–3,26 eV
Blau	450–485 nm	620–670 THz	2.56–2.75 eV
Türkis	485–500 nm	600–620 THz	2.48–2.56 eV
Grün	500–565 nm	530–600 THz	2.19–2.48 eV
Gelb	565–590 nm	510–530 THz	2.10–2.19 eV
Orange	590–625 nm	480–510 THz	1.98–2.10 eV
Rot	625–700 nm	400–480 THz	1.65–1.98 eV
	Nanometer	Terahertz	Elektronenvolt

Die Farbfrequenz mit der niedrigsten Schwingung und geringsten energetischen Feinheit, die mit der größten Dichte verbunden ist, ist »ROT«.

Betrete die Welt der Farbfrequenzen, ein Reich, in dem jede Nuance eine eigene Sprache spricht, deren Flüstern tief in das Gewebe unseres Seins reicht. Dr. Hunt, eine Pionierin auf diesem Gebiet, hat eine Farbfrequenztabelle entwickelt, die nicht nur ein Werkzeug für Heiler und Heilerinnen ist, sondern auch ein tiefgreifendes Verständnis der Beziehung zwischen Farbe, Energie und Heilung bietet.

DIE GRUNDLAGEN DER FARBFREQUENZEN

Farben sind essenzielle Träger von Energie. Jede Farbe vibriert auf einer eigenen Frequenz und besitzt eine spezifische Feinheit, die bestimmt, wie sie auf den menschlichen Körper einwirkt.

Erdenergie	Bei den Farben Rot, Orange und Gelb finden wir die niedrigsten Schwingungen, die mit den größten Teilchen verbunden sind. Diese Farben wirken kraftvoll und erdend.
Luftenergie	Grün und Blau liegen in der Mitte des Spektrums. Sie symbolisieren Ruhe und Heilung und sind feiner als die Erdtöne.
Spirituelle Energie	Hellviolett und Elektrisch-Violett repräsentieren die höchsten Schwingungen und die feinsten Teilchen, ideal für die Arbeit auf spiritueller Ebene.

Anwendungsgebiete und Vorsichtsmaßnahmen

Die Verwendung dieser Farben erfordert Präzision und Feingefühl. Die Visualisierung der richtigen Farbe in der richtigen Intensität ist entscheidend. Ein zu dunkles Rot könnte beispielsweise, statt zu heilen, Schaden anrichten, indem es aggressive energetische Reaktionen hervorruft.

- **Menstruationsbeschwerden**: Hellgrün und Hellorange können lindernd wirken, aber zu intensive Töne könnten unerwünschte Reaktionen wie Durchfall verursachen.
- **Achtung bei Krankheiten**: Bei der Behandlung von ernsten Erkrankungen wie Prostatakrebs oder anderen Tumorerkran-

kungen sollte man auf rote und orangene Töne verzichten und stattdessen zu Hellviolett oder Elektrisch-Violett greifen.

Farbanwendung nach Körperregion

Die Anwendung der Farben ist auch abhängig von der Körperregion.

- **Unterer Körperbereich und Extremitäten**: Hier können Hellrot, Hellgelb und Hellorange verwendet werden. Diese Farben fördern die Energiezirkulation und stärken die Vitalität.
- **Bereich oberhalb des Zwerchfells**: Hier sollte besonders vorsichtig vorgegangen werden. Hellrot und Hellorange werden nur mit einem blauen Schutzschild verwendet, um Herz und Lunge zu sichern.
- **Kopf und obere Chakras**: Hellblau, Hellgrün und Hellviolett sind in diesen Bereichen besonders wirksam. Sie fördern Klarheit und geistiges Wohlbefinden.

Hinweis: Energetische Heilung und ihre Grenzen

Die energetische Heilung durch Farbfrequenzen ist eine faszinierende und oft wirkungsvolle Methode, doch sie ersetzt nicht die medizinische Behandlung. Sie sollte als Ergänzung zu traditionellen Heilmethoden betrachtet werden, insbesondere bei schweren Krankheiten. In dieser Welt der Farbfrequenzen ist jeder Ton ein Schlüssel, der, wenn er richtig eingesetzt wird, Türen zu tiefer Heilung und Harmonie öffnen kann. Doch der Schlüssel muss mit Achtsamkeit und Respekt verwendet werden, um seine volle Kraft sicher und effektiv zu entfalten.

DIE HEILFARBEN

Die lebendige Kraft der Heilfarbe **ROT**

Die Farbe Rot strahlt eine kraftvolle, warme Energie aus. Sie symbolisiert auf der einen Seite Leben, Energie, Blut und Liebe und auf der anderen Seite Hitze, Leidenschaft, Aggression und Zerstörung. In der Frequenzheilung entfaltet Rot eine starke Wirkung und muss daher behutsam und zwar als »**Hellrot**« eingesetzt werden. Würde ein zu kräftiges oder dunkles Rot verwendet werden, könnte es zu Überreaktionen kommen, die sich destruktiv auswirken könnten.

Wirkung und Anwendungsbereiche von Hellrot

Hellrot wirkt dort besonders gut, wo blockierte Lebensenergien wieder freigesetzt werden müssen. Es hilft, den Stoffwechsel zu stimulieren, Giftstoffe auszuleiten und Verdauungsstörungen zu lindern. Aufgrund dieser anregenden Eigenschaften können sich Hautrötungen, Juckreiz oder Pickelbildung manifestieren, wenn Toxine freigesetzt werden.

- ***Entschlackung und Stoffwechsel:*** Hellrot regt die Leberfunktion an, fördert die Hämoglobinbildung und unterstützt alle Ausscheidungsprozesse.
- ***Sexuelle Vitalität:*** Bei Männern und Frauen kann Hellrot den Energiestrom im Bereich des Sexual-Chakras harmonisieren

und so die sexuelle Kraft steigern. Besonders hilfreich ist es bei Nierenstauungen infolge von Flüssigkeitsmangel entlang des Blasenmeridians.
- ***Verbesserung des Kreislaufs:*** Durch die Erweiterung von Blutgefäßen und Bronchien stärkt Hellrot den Kreislauf und fördert die Sauerstoffversorgung.

Erweiterte Heilwirkungen

- ***Linderung bei Erschöpfung:*** Hellrot kann bei allgemeiner Erschöpfung und Schwäche die Körperfunktionen revitalisieren.
- ***Lähmungserscheinungen:*** Die Farbe aktiviert geschwächte Körperteile und regt den Heilungsprozess an.
- ***Bewusstlosigkeit:*** In Notfällen hilft Hellrot dabei, bewusstlose Menschen wiederzubeleben.

Vorsicht und Schutzmaßnahmen

- ***Überdosierung:*** Eine zu lange Exposition gegenüber Hellrot kann zu Aufregung, Unruhe und Aggressionen führen. Eine überwiegend rote Umgebung oder ein Zimmeranstrich in Rot sollte vermieden werden, um eine Überstimulation zu verhindern. Die Komplementärfarbe Hellgrün kann helfen, überschüssige rote Energie zu neutralisieren.
- ***Parasiten:*** Bei Menschen mit Parasitenbefall sollte Rot nicht angewendet werden, da es auch diese aktiviert.
- ***Herz-Kreislauf-Schutz:*** In der Region oberhalb des Zwerchfells sollten die **Blutgefäße und Lungenflügel mit Blau geschützt werden, um Herzpatienten vor belastender roter Energie zu bewahren.**

Hellrot ist eine kräftige, aktivierende Heilfarbe, die den Körper stärkt und energetisch revitalisiert. Um das volle Potenzial dieser Farbe zu nutzen, ist jedoch eine vorsichtige Anwendung und Dosierung entscheidend. Die Komplementärfarbe **Grün** spielt hierbei eine wichtige Rolle, um die Balance zu bewahren und eine Überstimulation zu vermeiden.

Wirkung und Eigenschaften der Heilfarbe Hellrot

- ***Kräftigung und Vitalisierung:*** Hellrot stärkt den Körper auf einer tiefen Ebene, indem es die Vitalität von Blut, Gewebe und Knochen erhöht. Es fördert eine schnelle Wiederherstellung von Gewebe und Zellen.
- ***Kreislaufstimulation:*** Die Farbe regt den Kreislauf an, erweitert enge Blutgefäße und verbessert die Sauerstoffversorgung.
- ***Wärme und Expansion:*** Hellrot erzeugt eine wärmende, ausdehnende Wirkung, die besonders bei Lähmungen und innerer Schwäche förderlich ist.
- ***Anregung und Aktivierung:*** Die anregenden Eigenschaften von Hellrot können Menschen aus Erschöpfung und Schwäche herausholen und bei der Wiederbelebung bewusstloser Patienten unterstützen.

Anwendungsbereiche der hellroten Heilfrequenz

- ***Kräftigung geschwächter Organe:*** Hellrot aktiviert und belebt erschlaffte Körperteile sowie geschwächte Organe.
- ***Erweiterung von Blutgefäßen und Bronchien:*** Durch die Erweiterung von Blutgefäßen und Bronchien wird die Durchblutung verbessert und die Atmung erleichtert.

- ***Kreislaufanregung:*** Hellrot erhöht die Herzfrequenz und bringt den Kreislauf in Schwung.
- ***Allergien:*** Bei Allergien kann Hellrot helfen, die Immunantwort des Körpers zu stabilisieren.
- ***Innere und äußere Verletzungen:*** Die heilenden Kräfte von Hellrot unterstützen die Regeneration von Verletzungen.
- ***Erschöpfung und Schwäche:*** Hellrot kann bei allgemeiner Erschöpfung und Schwäche den gesamten Körper revitalisieren.
- ***Lähmungserscheinungen:*** Die expansive Kraft von Hellrot kann Lähmungserscheinungen lindern.
- ***Wiederbelebung:*** Hellrot spielt eine wichtige Rolle bei der Wiederbelebung bewusstloser Menschen.

Vorsichtsmaßnahmen

Die energetische Stärke von Rot kann auch nachteilige Wirkungen haben, wenn sie unsachgemäß eingesetzt wird. Es sollte **nicht bei sterbenden Menschen** angewandt werden, da der Sterbeprozess dadurch unnötig verlängert werden kann.

Zudem ist **Vorsicht geboten bei Parasitenbefall**, da die stärkende Wirkung von Rot auch Parasiten aktiviert.

Mit ihrer vitalisierenden und aktivierenden Energie kann die Farbe Hellrot jedoch, wenn sie sorgsam genutzt wird, ein kraftvoller Verbündeter sein, um geschwächte Körper und Organe zu stärken und den Kreislauf sowie die Lebenskraft zu revitalisieren.

Die heilende Energie der Farbe **ORANGE**

Orange, eine lebendige Mischung aus den aktivierenden Farben Rot und Gelb, ist ein dynamisches Spektrum, das Wärme, Offenheit und Expansion symbolisiert. Aufgrund ihrer kraftvollen Wirkung sollte diese Heilfarbe sorgfältig eingesetzt werden. Besonders bei Depressionen, Melancholie und emotionalen Blockaden kann **Hellorange** als Heilfrequenz neue Lebensfreude vermitteln und die Fähigkeit fördern, kreative Lösungen für Probleme zu finden. Visualisiert man Hellorange, können inspirierende Gedanken fließen und trübe Emotionen zerstreut werden.

Körperliche Vorteile von Hellorange

- ***Verdauung und Entgiftung:*** Hellorange harmonisiert das Verdauungssystem, reduziert Blähungen und Schluckauf und unterstützt die Ausscheidung von Toxinen. Diese Farbe kann Magen und Darm reinigen, indem sie den Körper dazu anregt, schädliche Gase auszuleiten.
- ***Knochenaufbau:*** Ähnlich wie Kalzium unterstützt Hellorange den Aufbau von Knochen.
- ***Atmung und Muskeln:*** Hellorange stärkt die Lunge, fördert die Atmung und lindert Krämpfe sowie Muskelschmerzen. Bei Erkältungen, Husten oder anderen Lungenerkrankungen kann die Farbe eine heilende Wirkung haben.

ACHTUNG: Lunge und Herz vor der Visualisierung mit Hellorange immer in »Blau« einhüllen.

Energetische Eigenschaften der hellorangen Frequenz

Hellorange hat eine treibende und reinigende Wirkung auf den Körper. Sie löst kranke Plasmaenergie, verflüssigt diese und leitet sie aus dem Körper, wodurch Stauungen aufgelöst werden. Diese Farbe ist besonders effektiv bei der Behandlung von Arthritis, Zysten und starken Menstruationsbeschwerden.

Wichtige Vorsichtsmaßnahmen

- ***Kopf- und Herzbereich:*** Vermeide die Anwendung im Kopfbereich, am Herzen und bei der Milz (vorderes und rückwärtiges Milz-Chakra), da die treibende Wirkung von Hellorange hier zu stark sein kann.
- ***Solarplexus und Nabel-Chakra:*** Diese Chakras reagieren empfindlich auf die hellorange Frequenz. Für diese Bereiche eignen sich die hellvioletten Frequenzen besser.
- ***Blau für die Lunge:*** Während der Energiearbeit im Bereich der Lunge immer die Lunge in Blau abgrenzen, um eine Überstimulation zu verhindern.

Die hellorange Heilfrequenz bietet eine kraftvolle Unterstützung für Körper und Geist. Mit ihrer anregenden und reinigenden Wirkung trägt sie zur Lösung körperlicher und emotionaler Blockaden bei. Ihr kluger Einsatz fördert ein gesteigertes Wohlbefinden und mehr Lebensfreude.

Eigenschaften der hellorangen Heilfrequenz

- ***Treibend und ausscheidungsfördernd:*** Die Frequenz regt die Ausscheidung und Ableitung von Toxinen und Krankheitserregern an und sorgt dafür, dass Abfallstoffe effizient entfernt werden.

- ***Reinigend und löslich:*** Hellorange löst krankhafte bioplasmatische Materie und verflüssigt sie, um sie aus dem Körper zu extrahieren.
- ***Zersetzend:*** Diese Frequenz hat eine spaltende, explosionsartige Wirkung auf schädliche Ansammlungen, was die schnelle Zersetzung und Beseitigung kranker Materie ermöglicht.

Anwendungsbereiche

- ***Allergien:*** Hellorange kann das Immunsystem unterstützen und Reaktionen auf Allergene mildern.
- ***Nieren- und Blasenerkrankungen:*** Es fördert die Nierentätigkeit und verbessert die Blasengesundheit, indem es die Ausscheidung steigert.
- ***Verdauungsprobleme:*** Bei Verstopfung, Blähungen und anderen Beschwerden im Magen-Darm-Trakt kann Hellorange eine schnelle Entleerung und Erleichterung bewirken.
- ***Menstruationsbeschwerden:*** Die treibende Wirkung hilft bei der Linderung von Krämpfen und Unwohlsein.
- ***Blutgerinnsel:*** Hellorange fördert die Auflösung von Blutgerinnseln, die die Blutzirkulation behindern.
- ***Arthritis und Zysten:*** Hellorange kann schmerzhafte Entzündungen reduzieren und hilft bei der Auflösung von Zysten.
- ***Erkältungen, Husten und Lungenleiden:*** Durch die Stärkung der Lungen und die Verbesserung der Atemfunktion kann die Heilfrequenz Beschwerden in den Atemwegen lindern.

ACHTUNG: Vor Anwendung der hellorangenen Farbfrequenz die Lungenflügel in Blau visualisieren.

Vorsichtsmaßnahmen bei helloranger Ätherenergie

Die kraftvolle, treibende Wirkung von Hellorange sollte in bestimmten Körperbereichen vermieden werden, da sie hier zu Überstimulation führen kann:

- ***Kopf und Augen:*** Nicht im Bereich des Kopfes, der Augen oder des Gehirns anwenden.
- ***Kiefer-Chakra:*** Vermeide die Anwendung nahe dem Kiefer-Chakra.
- ***Herz:*** Sowohl das vordere als auch das rückwärtige Herz-Chakra sollte mit »Blau« geschützt werden.
- ***Milz:*** Keine Anwendung im Bereich der Milz. Hier nur Weiß anwenden.

Die Heilfarbe Hellorange birgt ein enormes Potenzial, wenn sie ordentlich visualisiert wird. Ihre zersetzende und lösende Energie kann eine positive Wirkung auf viele gesundheitliche Beschwerden haben. Ein vorsichtiger und wohlüberlegter Umgang sorgt dafür, dass die heilenden Effekte voll ausgeschöpft werden.

Die vielseitige Kraft der Heilfarbe **GELB**

Die Farbe Gelb strahlt Wärme und Heiterkeit aus, bringt Freude und Leichtigkeit ins Leben. Sie verkörpert Offenheit, geistige Flexibilität und gedankliche Stärke. Gelb symbolisiert die Sonne und inspiriert zu klaren Gedanken. Gleichzeitig zeigt es sich durch ein schmutziges Gelb bei negativen Gefühlen, wie Neid und Eifersucht. Trotz dieser Ambivalenz ist **Hellgelb** in der energetischen Heilung äußerst vielseitig und wertvoll.

Eigenschaften und Wirkungen der Heilfarbe Hellgelb

- ***Lebensantrieb und Interesse:*** Hellgelb belebt die geistige Antriebsstärke und den praktischen Lebenssinn. Sie wird insbesondere bei Menschen eingesetzt, die ihre Neugier und ihr Interesse an der Welt verloren haben, sowie bei denjenigen, die resigniert haben und nicht mehr an ihre Genesung glauben. Hellgelb schenkt frische Energie und neue Lebensmotivation.
- ***Stimulation der Verdauung:*** Hellgelb fördert die Magensaftproduktion, regt den Blutdruck an und unterstützt die Leber bei der Gallensaftproduktion, was die Entgiftung des Körpers verbessert. Zudem wirkt es stimulierend auf Magen, Darm und Nieren, unterstützt die Ausscheidungsprozesse und hilft dem Körper, Parasiten zu beseitigen.
- ***Lymphfluss und Nervensystem:*** Hellgelb steigert den Lymphfluss und aktiviert sowohl das vegetative als auch das motorische Nervensystem. Das führt zu einer besseren Beweglichkeit und hilft bei Lähmungserscheinungen.
- ***Kognitive Vorteile:*** Hellgelb fördert den Gesichtssinn und das Gehör. Bei Kindern steigert die gelbe Farbfrequenz die Lernfreude, das Interesse an der Umwelt und die Begeisterung für eigene Aktivitäten.

Anwendungsbereiche der hellgelben Heilfrequenz

- ***Energie und Antrieb:*** Die hellgelbe Farbfrequenz spendet Energie, unterstützt das Bindegewebe und gibt Antrieb, während sie das Nervensystem und die Organe stärkt.
- ***Knochen und Haut:*** Bei Knochenbrüchen und Hautkrankheiten kann Hellgelb helfen, Heilungsprozesse zu beschleunigen.
- **Anwendungshinweise und Vorsichtsmaßnahmen**
- ***Kombination mit anderen Farben:*** Hellgelb sollte idealer-

weise mit anderen Farbfrequenzen kombiniert werden, um eine harmonische Heilwirkung zu erzielen. Zu starke Konzentrationen können übermäßig stimulierend wirken, weshalb eine ausgewogene Kombination ratsam ist.

Die warme und lebensfrohe Energie von Hellgelb kann eine wertvolle Quelle der Inspiration und Motivation sein. Sie stärkt den Lebensantrieb und fördert die Heilung auf körperlicher und geistiger Ebene. Wenn diese Farbe achtsam und in Kombination mit anderen Farbfrequenzen angewendet wird, kann sie das Nervensystem beruhigen und dem Körper und Geist einen neuen, kraftvollen Impuls verleihen.

Eigenschaften der Heilfarbe Hellgelb

- ***Bindend und festigend:*** Hellgelb wirkt auf den Körper stabilisierend und unterstützend, fördert das Zusammenziehen und die Festigung von Geweben.
- ***Fördert Assimilation, Vermehrung und Wachstum:*** Diese Farbe fördert die Verdauung und Assimilation von Nährstoffen, unterstützt die Zellteilung und damit das Wachstum von Geweben und Organen.
- ***Anregend auf das Nervensystem:*** Sie regt das Nervensystem an, fördert die geistige Wachheit und steigert die kognitive Funktion.
- ***Anstoß und Antrieb:*** Hellgelb schenkt Energie, bringt Schwung in alle Aktivitäten und unterstützt die Lebensmotivation.
- ***Stärke für Gewebe, Organe und Knochen:*** Die heilende hellgelbe Energie sorgt für starkes Gewebe, kräftigt die Organe und unterstützt die Stabilität der Knochen.

Anwendungsbereiche der hellgelben Heilfrequenz

- ***Knochenbrüche:*** Sie beschleunigt die Heilung von Knochenbrüchen, indem sie den Aufbau des Knochengerüsts fördert.
- ***Hautkrankheiten:*** Bei Hautproblemen unterstützt Hellgelb die Zellerneuerung und kann zur Besserung beitragen.
- ***Reparatur von Zellen:*** Hellgelb unterstützt die Regeneration von beschädigten Zellen und fördert die Reparaturprozesse im Körper.
- ***Gesundes Wachstum:*** Hellgelb spielt eine wichtige Rolle bei der gesunden Entwicklung und dem Wachstum von Geweben, Organen und Knochen.
- ***Verbesserung der Assimilation:*** Die Assimilation von Nährstoffen wird durch diese Farbe gefördert, was sich positiv auf die allgemeine Vitalität auswirkt.

Hinweise und Vorsichtsmaßnahmen

- ***Übermäßige Narbenbildung:*** Bei übermäßiger Narbenbildung, auch bekannt als »wildes Fleisch«, sollte die hellgelbe Farbfrequenz nicht angewendet werden, da sie diese Prozesse verstärken könnte.
- ***Kombination mit anderen Farben:*** Bei Wunden, Verbrennungen oder Knochenbrüchen ist es wichtig, die hellgelbe Heilfrequenz mit anderen Farben zu kombinieren, um eine ausgewogene Wirkung zu erzielen und eine harmonische Heilung zu unterstützen.

Durch eine kluge Anwendung der hellgelben Farbfrequenz kann Heilung auf vielen Ebenen gefördert werden. Ob es um Knochenbrüche, Hautprobleme oder die Stärkung des Nervensystems geht,

Gelb schenkt Energie und Vitalität, wenn es sorgfältig eingesetzt und in Kombination mit anderen heilenden Farben angewendet wird.

Die harmonisierende Kraft der Farbe **GRÜN**

In der Palette der Heilfarben nimmt **Hellgrün** eine herausragende Stellung ein. Es ist die Essenz der Harmonie und des Gleichgewichts und symbolisiert tief verwurzelte Hoffnung sowie physische und emotionale Heilung. Grün, das in der Natur durch das lebensnotwendige Chlorophyll repräsentiert wird, ist unerlässlich für die Produktion von Sauerstoff und wirkt auf mehreren Ebenen heilend: Es ist antiseptisch, bekämpft Keime und Bakterien und hemmt den Zerfall organischer Substanzen.

Die therapeutische Anwendung von Hellgrün in energetischer Form zielt darauf ab, akute Störungen wie Blockaden und Stauungen zu lösen. Insbesondere bei Entzündungen, die mit Schwellungen, Schmerzen oder Hitze einhergehen, kann Hellgrün besänftigend wirken. Ein Beispiel hierfür ist der Einsatz von Hellgrün zur Behebung von akutem Gallenstau. Die Übertragung dieser Frequenz kann schnell und effektiv den Gallenfluss reaktivieren und Linderung verschaffen. Nicht nur bei physischen Leiden wie Ohrenentzündungen, Zahnfleischproblemen, Prellungen oder Erkältungen hat sich Hellgrün bewährt, sondern auch bei Entzündungen der Darmschleimhäute, die durch den Missbrauch von Abführmitteln verursacht werden können. Hierbei pendeln die Betroffenen oft zwischen Verstopfung und Durchfall.

Für Menschen, die viel Zeit vor Bildschirmen verbringen oder intensiv lesen und schreiben, bietet Grün eine wohltuende Erholung für die Augen. Der Blick ins Grüne, sei es in der Natur oder ersatzweise durch grüne Vorhänge oder Bilder, kann die Augen entspannen und das Sehpurpur stärken. Wenn direkter Zugang zur Natur fehlt, kann eine subtile Übertragung der hellgrünen Frequenz helfen, Augenmüdigkeit zu mildern. Ein Hellgrün ist zudem eine sichere Wahl bei der Behandlung von Herz-Kreislauf-Beschwerden, da es eine neutrale und risikofreie Heilfarbe ist. Die Anwendung von Hellgrün, sei es durch direkten Kontakt mit der Natur oder durch meditative Visualisierung in sanften Pastelltönen, kann wesentlich zur Verbesserung des Wohlbefindens beitragen. Indem wir diese Farbfrequenz in unsere Aura integrieren, öffnen wir uns für die harmonisierenden Kräfte, die unser Leben bereichern und heilen können.

Auch auf seelischer Ebene entfaltet Grün seine heilsame Wirkung. In Momenten der Unsicherheit oder wenn das Selbstwertgefühl schwankt, kann Grün zur Stärkung beitragen. Es schafft ein inneres Gleichgewicht in Zeiten emotionaler Instabilität, gekennzeichnet durch Ungeduld und Unzufriedenheit, und schützt vor negativen äußeren Einflüssen.

Die Farbe Grün, bekannt für ihre harmonisierenden Eigenschaften, ist auch in der medizinischen Praxis von unschätzbarem Wert. Sie besitzt eine Vielzahl von heilenden Fähigkeiten, die von der Auflösung physischer Verhärtungen bis zur Förderung der Verdauung reichen. Ihre Anwendung ist vielfältig und erstreckt sich auf mehrere kritische Gesundheitsaspekte.

Heilende Eigenschaften von Hellgrün

- *Spaltung von Verhärtungen:* Hellgrün ist besonders effektiv bei der Behandlung von Blutergüssen. Es hilft, die Verdichtungen aufzuspalten und fördert somit eine schnelle Heilung und Wiederherstellung der betroffenen Gewebe.

- ***Verdauungsförderung:*** Hellgrün regt sanft die Verdauungsprozesse an und unterstützt die Funktionen von Magen und Darm. Diese Eigenschaft macht es zu einem hilfreichen Begleiter bei Verdauungsbeschwerden.
- ***Zell- und Blutreinigung:*** Die Farbe wirkt reinigend auf Zellen und das Blutsystem, was sie zu einem natürlichen Entgifter macht. Ihre reinigende Wirkung erstreckt sich auch auf die Beseitigung von Toxinen aus dem Körper.
- ***Desinfizierende Wirkung:*** Hellgrün besitzt desinfizierende Eigenschaften, die es ideal für die Reinigung und Heilung von Wunden macht.
- ***Auflösung bioplasmatischer Materie:*** In energetischer Hinsicht wird Hellgrün verwendet, um krankes oder gestörtes Bioplasma aufzulösen, was zur Gesundheit auf einer subtilen Ebene beiträgt.
- ***Zersetzung abgestorbener Zellen:*** Hellgrün fördert die Zersetzung abgestorbener oder kranker Zellen, was den Heilungsprozess beschleunigt und verhindert, dass sich Krankheiten weiter ausbreiten.

Anwendungsbereiche von Hellgrün

- ***Auflösung von Blutgerinnseln:*** Hellgrün wird gezielt eingesetzt, um Blutgerinnsel aufzulösen und so die Blutzirkulation zu verbessern.
- ***Wunddesinfizierung:*** Die antiseptischen Eigenschaften von Hellgrün machen es zu einem wertvollen Hilfsmittel bei der Desinfizierung und Heilung von Wunden.
- ***Linderung von Erkältungssymptomen:*** Hellgrün hilft, die Symptome einer Erkältung zu lockern und erleichtert das Atmen.

- ***Unterstützung bei Fieberreduktion:*** Durch seine kühlenden Eigenschaften kann Hellgrün dazu beitragen, Fieber zu senken und das Wohlbefinden zu fördern.
- ***Reinigung von krankem Bioplasma:*** In Fällen, wo kranke bioplasmatische Materie lokal gereinigt werden muss, bietet Hellgrün eine effektive Lösung.

Die therapeutische Anwendung der Farbe Grün in sanften Pastelltönen bietet eine schonende und effektive Methode zur Heilung und Wiederherstellung des körperlichen und energetischen Gleichgewichts. Ihre vielfältigen Eigenschaften machen sie zu einem unverzichtbaren Werkzeug in der Welt der ganzheitlichen Gesundheitspflege.

Die heilende Wirkung der Farbe **BLAU**

Blau, als Komplementärfarbe zu Orange, steht für Introvertiertheit und Innenleben. Es ist die kühlste, reinste und tiefste Farbe, die das Unbewusste, die seelische Tiefe und die innere Ruhe symbolisiert. In der Heilung mit Farbfrequenzen wird Blau wegen seiner beruhigenden und entspannenden Eigenschaften eingesetzt.

Eigenschaften der hellblauen Heilfrequenz

- ***Beruhigend und entspannend:*** Hellblau kann nervöse Unruhe lindern und hilft insbesondere bei zappeligen Kindern, die Schwierigkeiten beim Einschlafen haben.
- ***Kühlend und desinfizierend:*** Es senkt Fieber, reduziert Entzündungen und hilft bei Hitzebeschwerden wie Verbrennungen und nervösen Hautallergien.

- ***Zusammenziehend:*** Die Farbe kann Hyperaktivität in den Chakras beruhigen und reguliert übermäßige Blutungen.

Anwendungsbereiche

- ***Muskel- und Nervenerkrankungen:*** Hellblau wirkt entspannend bei Muskelkrämpfen, nervösen Zuckungen und Magenbeschwerden.
- ***Fiebersenkung und Entzündungshemmung:*** Es hilft, Fieber zu senken, Entzündungen zu reduzieren und Schmerzen zu lindern.
- ***Schlaflosigkeit und innere Unruhe:*** Hellblau ist eine ideale Farbe, um unruhigen Schlaf zu verbessern und Stress abzubauen.
- ***Suchterkrankungen:*** Aufgrund seiner tiefen spirituellen Wirkung ist Hellblau besonders wirksam bei der Therapie von Suchterkrankungen. Es hilft Betroffenen, ihre innere Mitte und Verbindung zur eigenen Seele wiederzufinden.
- ***Entzündliche Erkrankungen:*** Hellblau hilft bei der Behandlung von Infektionen und chronischen Entzündungen.
- ***Schmerzbekämpfung:*** Die beruhigende Wirkung lindert Schmerzen und Nervosität.
- ***Blutungen:*** Es reguliert Blutungen und verhindert übermäßige Gerinnung.

Besondere Anwendungen der hellblauen Farbfrequenz

- ***Eisblau:*** Eine kühlere Schattierung von Hellblau, die als »Eisblau« bezeichnet wird, kann bei Verbrennungen und Hitze besonders wirksam sein.
- ***Achselhöhlen:*** Bei zeitweilig erhöhtem Blutdruck kann Hellblau bei einer Anwendung in der Achselhöhle helfen.

Sicherheitshinweis

Die hellblaue Heilfrequenz ist eine ungefährliche und vielseitige Farbe, doch ihre kühlenden und beruhigenden Eigenschaften sollten behutsam visualisiert werden, um ihre heilende Wirkung vollständig zu entfalten.

Eigenschaften der hellblauen Heilfrequenz

- ***Desinfizierend und entzündungshemmend:*** Die kühlende Wirkung von Hellblau hilft, Entzündungen einzudämmen und die betroffenen Bereiche zu desinfizieren.
- ***Lokalisierend und zusammenziehend:*** Hellblau konzentriert die Energie auf eine bestimmte Stelle und wirkt zusammenziehend, was besonders bei Schwellungen und Entzündungen nützlich ist.
- ***Beruhigend und schwach betäubend:*** Die beruhigende Natur der hellblauen Farbe reduziert Nervosität und kann schwach betäubend wirken, was Schmerzen lindert.
- ***Kühlend:*** Hellblau hat eine kühlende Wirkung, ideal bei Fieber, Hautverbrennungen und nervösen Hauterkrankungen.
- ***Fördert Geschmeidigkeit und Flexibilität:*** Es fördert die Geschmeidigkeit von Muskeln und Organen, was die Beweglichkeit verbessert.
- ***Gerinnungssenkend:*** Hellblau reduziert die Blutgerinnung und kontrolliert übermäßige Blutungen.
- ***Aktivitätshemmend:*** Die hellblaue Farbfrequenz hemmt übermäßige Aktivität in Chakras, Organen und der Motorik, was Hyperaktivität reduziert.

Sicherheitshinweis

Bei der Anwendung der hellblauen Heilfrequenz ist Vorsicht geboten, um eine zu starke Hemmung der Aktivität von Chakras, Organen oder der Motorik zu vermeiden. Die Verwendung in genanntem Hellblau kann eine sanfte und dennoch wirksame Heilung fördern.

Die Kraft der Heilfarbe **VIOLETT**

Violett, eine Schattierung der violetten Farbfrequenz, trägt die vereinte Energie von Rot, Orange, Gelb, Grün und Blau. Diese besondere Mischung verleiht ihm eine starke, umfassende Wirkung. Es verstärkt die Eigenschaften der anderen Farbfrequenzen, wenn es zusammen mit ihnen angewendet wird.

Hierbei ist Vorsicht geboten: Niemals sollte Hellviolett mit Hellrot kombiniert werden, da dies destruktive Effekte hervorrufen kann und sogar zum Platzen von Zellen führen könnte.

Wirkungen und Anwendungen

- ***Desinfizierend und entzündungshemmend:*** Wie Hellblau wirkt auch Hellviolett desinfizierend und entzündungshemmend, ist damit ideal für die Behandlung von Infektionen.
- ***Kühlend:*** Es beruhigt hyperaktive Chakras und lindert Fieber durch seine kühlende Wirkung.
- ***Zusammenziehend und geschmeidig:*** Hellviolett zieht Gewebe zusammen und fördert die Geschmeidigkeit des Bewegungsapparates.

- ***Transformierend:*** Seine transformierende Energie senkt Fieber, harmonisiert das Nervensystem und schenkt innere Ruhe. Es unterstützt mentale Funktionen und spirituelle Kommunikation.
- ***Schmerzbekämpfung:*** Wirksam bei Entzündungen, Blutungen und Schmerzen.
- ***Spiritueller Schutz:*** Bietet einen Schutz auf spiritueller Ebene, wird oft für Projektionen und Heilungen verwendet.
- ***Organe und Blut:*** Hellviolett fördert die Leukozytenproduktion, reinigt das Blut und verbessert die Blutzufuhr in die oberen Gehirnregionen. Es reduziert die Aktivität verschiedener Organe, darunter Herz, Muskeln und das motorische Nervensystem.

Anwendungsbereiche

- ***Kronen-Chakra und Hirnanhangsdrüse:*** Beherrscht das Kronen-Chakra und beeinflusst die Funktion der Hirnanhangsdrüse.
- ***Knochenwachstum:*** Regt das Knochenwachstum an.
- ***Kalium-Natrium-Balance:*** Erhält das Gleichgewicht dieser Mineralien im Körper.
- ***Psychische Gesundheit:*** Beruhigt gewalttätige psychische Zustände, mindert Reizbarkeit und wirkt besänftigend auf das Nervensystem.
- ***Kopfhautkrankheiten:*** Kann bei der Behandlung von Kopfhautkrankheiten hilfreich sein.
- ***Kontrolliert Hungergefühl:*** Unterstützt das Management von übermäßigem Hungergefühl.

Vorsichtsmaßnahmen:

Die violette Farbfrequenz hat ein hohes Maß an Energie, wodurch Schwierigkeiten bei der Anpassung an diese schnelllebige Schwingungsfrequenz auftreten können. Daher ist ein vorsichtiger Umgang notwendig, um die intensive Kraft von Hellviolett richtig zu nutzen.

Die Heilenergie von **ELEKTRISCH-VIOLETT**

Elektrisch-Violett wird häufig als weißes Licht beschrieben, denn in seiner energetischen Frequenz entspricht es dem Schöpferlicht. Diese außergewöhnliche Energie tritt über unser Hohes Selbst in das Kronen-Chakra ein und bringt damit eine intelligente, kraftvolle Wirkung in unser Inneres.

Die verstärkende Wirkung von Elektrisch-Violett

Elektrisch-Violett hat die bemerkenswerte Fähigkeit, die Eigenschaften aller zuvor besprochenen Heilfarbfrequenzen zu verstärken. Seine Effizienz hängt jedoch stark von der Fähigkeit des Heilers bzw. der Heilerin ab, diese Energie korrekt zu empfangen und weiterzuleiten. Die Effektivität der Weiterleitung dieser Frequenz wird durch die Entwicklung des Kronen-Chakras und den Durchmesser des spirituellen Kanals des Heilers/der Heilerin beeinflusst. In der modernen Gesellschaft ist dieser spirituelle Kanal oft nicht breiter als ein Spinnwebfaden oder Haar, was die Herausforderung verdeutlicht, diese Frequenz effektiv zu nutzen.

Achtung: Die Elektrisch-Violette Frequenz sollte niemals mit anderen Farbfrequenzen kombiniert werden. Aufgrund

ihrer extrem hohen Frequenz kann eine Mischung mit anderen Frequenzen sehr schädlich sein.

Anwendungen:

- *Schwierige Fälle:* Diese hochkonzentrierte Energie sollte nur bei äußerst schwierigen Krankheitsbildern eingesetzt werden, insbesondere bei schweren Tumoren und Krebsgeschwüren.

Die Elektrisch-Violette Frequenz ist eine mächtige, aber komplexe Heilenergie. Sie erfordert von Heiler/Heilerin und Empfänger/Empfängerin ein tiefes spirituelles Verständnis und die Bereitschaft, mit höchsten Frequenzen zu arbeiten. Durch vorsichtigen und verantwortungsvollen Gebrauch kann sie jedoch eine transformative Heilwirkung entfalten, die weit über herkömmliche Methoden hinausgeht.

Die Heilfarbe **GOLD**: Symbol göttlicher Güte und Barmherzigkeit

Gold wird seit jeher als Symbol für die göttlichen Kräfte von Güte und Barmherzigkeit betrachtet. Die leuchtende Heilfarbe stärkt den Lebensmut, das Selbstwertgefühl und fördert spirituelle Fähigkeiten und Entwicklungen. Ihre Präsenz in der Heilmeditation eröffnet eine Verbindung zu höheren Energien, die uns in schwierigen Zeiten Trost spenden können. Selbst Goldschmuck kann einen Hauch dieser Wirkung vermitteln, wenn auch in schwächerer Form.

Die sanfte Kraft der goldenen Frequenz

Die goldene Frequenz ist sanfter als Elektrisch-Violett und kann daher bedenkenlos für lokale Behandlungen eingesetzt werden. Bei erschöpften und kranken Menschen löst sie ein warmes, angenehmes Gefühl im Körper aus und hilft, Stress und Anspannung zu lindern. Diese sanfte Frequenz kann als Schöpfungsfarbfrequenz betrachtet werden, da sie das Potenzial besitzt, die energetische Schwingung des Individuums zu erhöhen.

Beruhigende Wirkung auf Körper und Geist

Menschen, die Schwierigkeiten haben, einzuschlafen oder einen unruhigen Schlaf erleben, können von der Visualisierung der goldenen Farbfrequenz profitieren. Sie schenkt ausgeglichenen und ruhigen Schlaf – doch Vorsicht: Die entspannende Wirkung kann auch am nächsten Tag noch nachwirken, sodass man möglicherweise etwas länger braucht, um vollständig wach zu werden.

Die heilende, transformativen Eigenschaften von Gold

Gold gilt als die zweithöchste Frequenzrate im Farbfrequenzspektrum, nur übertroffen von Violett. Es fühlt sich glühend und funkelnd an und erleichtert die Kommunikation mit Engeln sowie dem Christus-Bewusstsein. Bei Heilbehandlungen wird die goldene Frequenz über das Kronen-Chakra eingeführt und verteilt ihre heilende Energie im gesamten Körper.

Gold speichert die Kraft der Schöpfung und verleiht die Fähigkeit des klaren Denkens. Es ermöglicht uns, Negatives zu vergeben und in positive Energie zu transformieren, was letztlich zu innerem Frieden führt. Es hilft, alte emotionale Wunden zu heilen und neue Perspektiven zu öffnen.

Spirituelle Dimension und Anwendung

Während Gold keine spezifische Verbindung zu einem bestimmten Chakra oder zum physischen Körper hat, wirkt es dennoch in den subtilen Energiekörpern, um das spirituelle Wachstum zu fördern. Es ermöglicht uns, unsere innere Weisheit zu erkennen und die Verbindung zur göttlichen Energie herzustellen und zu stärken. Die goldene Heilfarbe eignet sich besonders für Menschen, die in ihrem Leben auf eine spirituelle Reise gehen möchten, um sich mit ihrer höheren Bestimmung zu verbinden. Sie kann auch unterstützen, negative Muster und Blockaden zu durchbrechen, um Platz für neue und positive Lebensweisen zu schaffen.

Gold ist nicht nur ein Symbol der Barmherzigkeit, sondern auch eine mächtige Energiequelle für Heilung, Transformation und spirituelles Wachstum. Wenn wir diese Farbe in unserem Leben und unseren Heilungspraktiken willkommen heißen, können wir uns von negativen Energien lösen und den Weg für positive Veränderungen ebnen.

Die Heilfarbe **WEISS** – Symbol der Reinheit und Vollkommenheit

Weiß ist die Farbe der Reinheit, Unschuld und Vollkommenheit. Sie vereint alle Farben des Spektrums in sich und symbolisiert das Streben nach Vollkommenheit. Wie ein Allgemeinarzt oder eine Allgemeinärztin, der/die alle Fachbereiche überblickt, steht Weiß für universelle Heilung, indem es alle Farbfrequenzen in sich trägt. Es verbindet uns mit der Christus-Frequenz und eröffnet eine direkte Kommunikation mit dem Schöpfer, was es zu einer zentralen Farbe in der Heilpraxis macht.

Eigenschaften und Wirkungsweise der weißen Heilenergie

Die Heilfarbe Weiß kann in Form einer wolkenartigen, funkelnden Energie über das Kronen-Chakra eingeatmet und im Körper verteilt werden. Sie füllt den gesamten Körper auf, stärkt die »innere Sonne« und reflektiert das Christuslicht in jeder Zelle. Diese Energie fühlt sich kühl und beruhigend an und entfaltet ihre Wirkung, indem sie uns innerlich klärt, geistig belebt und harmonisiert. Jedes Atom wird von diesem Licht durchflutet, was eine umfassende Heilwirkung auf körperlicher, emotionaler und spiritueller Ebene ermöglicht.

Anwendung in der Heilungspraxis

Da Weiß die heilenden Eigenschaften aller Farben vereint, kann es universell zur Behandlung jeglicher Erkrankungen eingesetzt werden. Es dient nicht nur zur Heilung, sondern auch als schützende Sphäre, die uns von negativen Einflüssen abschirmt. Diese Schutzfunktion kann durch die Visualisierung eines weißen Lichtmantels um den Körper aktiviert werden.

Zur Eigenbehandlung kann man die weiße Heilfrequenz bewusst einatmen, indem man sie sich als strahlendes Licht vorstellt, das den gesamten Körper durchflutet. Das Licht erfüllt jede Zelle mit positiver Energie und fördert innere Klarheit. Dies verleiht uns die Kraft, unsere physischen, mentalen und emotionalen Herausforderungen zu bewältigen.

Verbindung zu höheren Energien

Die Heilfarbe Weiß öffnet einen Kanal zur spirituellen Welt, insbesondere zu den Engeln und dem Christus-Bewusstsein. Über eine weiße Kerze können wir diesen Kontakt bewusst herstellen. Die Kerzenflamme dient als Symbol für das reine Licht, das unsere Intentionen und Wünsche zu den Engeln trägt. Durch Meditation oder Gebet in Anwesenheit der Kerze können Botschaften empfangen und göttliche Führung erhalten werden.

Spirituelle Bedeutung und Einsatz

Die Anwendung der weißen Farbe geht weit über die physische Heilung hinaus. Weiß steht für die Verbindung mit dem Göttlichen und verkörpert die Reinheit des Schöpfers. Sie erinnert uns an die universelle Wahrheit und den Weg zur spirituellen Vollkommenheit. Diese Vollkommenheit erreichen wir durch die Integration aller Farbfrequenzen, die in Weiß enthalten sind.

Die Heilfarbe Weiß ist eine Quelle universeller Heilung und spiritueller Klarheit. Sie vereint alle Farbfrequenzen in sich und bringt uns dem Christuslicht und der göttlichen Weisheit näher. Durch ihre Anwendung können wir eine innere und äußere Reinigung erfahren, die uns in unserem Heilungsprozess und auf unserem spirituellen Weg unterstützt.

Die Heilfarbe **SILBER** – Verbindung zu Engeln und Überseelen

Silber wird als Engelsfarbe betrachtet, die eine tiefe Verbindung zu den spirituellen Ebenen herstellt und als Tor zur Seelenkommunikation dient. Diese kraftvolle Farbe schafft eine Verbindung zu höheren Dimensionen und verstärkt den Energiefluss in Heilungsprozessen. Sie wirkt beruhigend, fördert die Harmonisierung des Körpers und kann die Temperatur senken. Durch ihre isolierende

Eigenschaft bietet sie eine schützende Energie, die den physischen Körper umgibt und ihn vor negativen Einflüssen abschirmt.

Eigenschaften und Wirkungsweise von Silber

Die heilende Energie von Silber ist wie ein schimmernder flüssiger Strom, der den gesamten Körper durchzieht und dessen Harmonie wiederherstellt. Ihre isolierende Wirkung wird oft als »Rüstung Gottes« beschrieben, die uns wie ein energetisches Schutzschild umhüllt. Dadurch können wir sie zur Abwehr negativer Energien oder als energetische Barriere gegenüber belastenden Umwelteinflüssen nutzen.

Neben ihrem Schutz bietet Silber eine kühlende Wirkung, die hilft, die Körpertemperatur zu regulieren, und die bei Fieber und Entzündungen lindernd wirkt. Sie kann zudem bei Schlaflosigkeit eingesetzt werden, indem sie einen friedlichen und ruhigen Schlaf induziert. Dies macht sie besonders geeignet für Menschen mit unruhigem Schlaf oder in Zeiten erhöhter Stressbelastung.

Heilung und Arbeit mit Knochen

Silber verstärkt nicht nur den Energiefluss im Körper, sondern wirkt auch positiv auf das Knochensystem. Es unterstützt die Heilung von Knochenbrüchen, indem es die Stabilität und die Regeneration fördert. Durch die Aktivierung der Selbstheilungskräfte trägt Silber dazu bei, den Heilungsprozess zu beschleunigen und die Struktur der Knochen zu stärken. Die silberne Heilfrequenz kann visualisiert oder bewusst auf den Körper projiziert werden, um ihre heilende Wirkung auf Knochen und Gewebe zu entfalten.

Verbindung zur Überseele und Engelskommunikation

Die Farbe Silber eröffnet den Zugang zu höheren Bewusstseinsebenen und ermöglicht die Kommunikation mit Engeln und der Überseele. In der Meditation kann sie als helles, funkelndes Licht visualisiert werden, das den gesamten Körper und Geist reinigt und uns auf die spirituelle Ebene erhebt. Diese Verbindung hilft uns, klare Botschaften zu empfangen und die Unterstützung der Engel in unserem Leben zu spüren.

Anwendung als energetisches Schutzschild

Die isolierende Wirkung von Silber kann wie ein energetisches Schutzschild eingesetzt werden. Wenn man es sich als eine glänzende, silberne Rüstung vorstellt, die den Körper umhüllt, entsteht ein kraftvolles Feld, das uns vor negativen Energien und Umwelteinflüssen schützt. Diese Praxis kann in stressigen Zeiten oder bei spirituellen Heilungen genutzt werden, um die eigene Energie zu bewahren und gestärkt aus der Situation hervorzugehen.

Silber als nicht physische Farbe

Silber gehört nicht zum physischen Chakrasystem und ist eine nicht physische Körperfarbe, die aber eine tiefe spirituelle Bedeutung hat. Ihre Rolle im Heilungsprozess erstreckt sich daher über die körperliche Dimension hinaus, indem sie uns auf spiritueller Ebene transformiert und uns auf den Pfad zu unserer höchsten Bestimmung führt.

Die Heilfarbe Silber ist ein vielseitiges Werkzeug für spirituelle Heilung und Schutz. Durch ihre kühlende, harmonisierende und schützende Wirkung bietet sie einen tiefgreifenden Nutzen für Körper, Geist und Seele. Sie verbindet uns mit den höheren Dimensionen der Engel und Überseelen und ermöglicht es uns, Klarheit, Frieden und spirituelle Stärke zu finden.

PRAKTISCHE HEILÜBUNGEN MIT FARBFREQUENZEN FÜR DEN ALLTAG

Diese Farbvisualisierungsübungen sind bewusst einfach gehalten, damit sie leicht in den Alltag integriert werden können. Sie sind so gestaltet, dass sie von jedem praktiziert werden können, unabhängig vom Alter oder von der Erfahrung. Sogar Kinder können diese Techniken anwenden, um ihre eigenen Heilkräfte zu aktivieren und ihr Wohlbefinden zu steigern.

Um mit der Farbvisualisierung zu beginnen, finde einen ruhigen Ort, an dem du dich ungestört entspannen kannst. Setze dich bequem hin oder lege dich hin, schließe die Augen und atme tief ein und aus. Konzentriere dich darauf, deinen Atem zu beruhigen und deinen Geist zu klären.

Du kannst die nachfolgende Übung, je nach Absicht, auch mit Kugeln jeder Farbe visualisieren. Möchtest du zur Ruhe kommen, visualisiere eine blaue Kugel, möchtest du Heilung anstoßen, dann visualisiere eine grüne Kugel. Möchtest Du deine Energie verstärken, so wähle eine rote Kugel.

ÜBUNG BEI ERSCHÖPFUNG UND MÜDIGKEIT

Schließe deine Augen und visualisiere vor deinem geistigen Auge eine rote Sphäre oder Kugel. Lasse dieses rote Licht größer und heller werden, bis es deinen gesamten Raum ausfüllt. Während du dich auf die Farbe konzentrierst, stelle dir vor, wie sie über deine Fußsohlen in deinen Körper eindringt und jede Zelle bis hinauf zu den Hüften mit ihrer heilenden, stärkenden Energie durchdringt.

Diese Übung kann zu jeder Tageszeit durchgeführt werden und ist ideal für Momente, in denen du dich müde oder erschöpft fühlst. Auch Kinder können sich leicht vorstellen, in ein hellrotes Licht getaucht zu werden, was ihnen hilft, sich nach dem Unterricht wieder energiegeladener zu fühlen.

ÜBUNG: CHAKRA-VISUALISIERUNG

Konzentriere dich nacheinander auf jedes Chakra:

- Wurzel-Chakra (rot-weiß) am unteren Ende der Wirbelsäule
- Sakral-Chakra (orange-weiß) im Bereich des Unterbauchs
- Solarplexus-Chakra (gelb-weiß) im Oberbauch
- Herz-Chakra (grün-weiß) in der Mitte der Brust
- Hals-Chakra (blau-weiß) am Hals
- Stirn-Chakra (indigo-weiß) auf der Stirn
- Kronen-Chakra (violett-weiß oder weiß) oben auf dem Kopf

Stelle dir in jedem Chakra eine strahlende Kugel in der entsprechenden Farbe vor, die sich dreht und Energie ausstrahlt. Verweile bei jedem Chakra, bis du ein Gefühl der Ausgeglichenheit und Harmonie verspürst.

Diese Technik ist besonders nützlich, um ein tiefes Gefühl der Zentrierung und inneren Balance zu erreichen. Kinder können diese Übung ebenfalls durchführen, indem sie sich den Chakras entsprechende Farben oder leuchtende Bälle in den verschiedenen Körperbereichen vorstellen. Es kann ihnen helfen, ihre Konzentration zu erhöhen und ein besseres Körpergefühl zu entwickeln.

ÜBUNG: FARBWOLKEN

Stelle dir vor, dass du in einer wunderschönen Landschaft sitzt, umgeben von sanft schwebenden Wolken in verschiedenen Farben. Diese Landschaft kann ein idyllischer Ort sein, den du besonders magst, wie ein blühender Garten, ein Strand oder ein friedlicher Wald. Nimm dir einen Moment Zeit, um diese Umgebung in allen Details zu visualisieren – die Farben der Blumen, das Rauschen der Blätter oder das sanfte Plätschern des Wassers.

Nun wähle eine Farbe, die deiner aktuellen emotionalen oder körperlichen Situation entspricht. Diese Farbe kann intuitiv gewählt werden oder basierend auf dem, was du gerade benötigst – vielleicht ein helles Grün für Heilung und Erneuerung, ein helles Blau für Ruhe und Frieden oder ein helles Gelb für Freude und Energie. Stelle dir vor, wie eine sanfte Wolke dieser Farbe langsam auf dich zuschwebt. Sie ist weich und leuchtend, fast wie eine zarte bunte Nebelwolke, die von einem leichten Wind getragen wird.

Beobachte, wie die Wolke sich langsam um dich legt, dich sanft einhüllt und in ein beruhigendes, heilendes Licht taucht. Spüre die Wärme und die sanfte Energie der Farbe, wie sie durch deine Haut dringt und tief in deinen Körper einzieht. Atme tief ein und nimm die heilende Energie der Wolke in dich auf. Mit jedem Atemzug spürst du, wie die Farbe in deinen Körper strömt, alle Spannungen und Blockaden löst und deine Energien harmonisiert.

Stelle dir vor, wie die farbige Energie der Wolke jede Zelle deines Körpers durchdringt, sie reinigt und revitalisiert. Spüre, wie sie sich besonders auf die Bereiche konzentriert, die Heilung oder besondere Aufmerksamkeit benötigen. Wenn du zum Beispiel Schmerzen oder Beschwerden in einem bestimmten Bereich hast, lenke die farbige Energie bewusst dorthin. Erschaue, wie die heilende Farbe diese Bereiche durchflutet, Schmerzen lindert und Heilung fördert.

Lasse die Farbe auch deinen Geist und deine Emotionen erfüllen. Spüre, wie sie negative Gedanken und Gefühle auflöst und durch positive, friedliche Empfindungen ersetzt. Du fühlst dich leichter, freier und ausgeglichener. Lasse die Farbe deine Aura reinigen und stärken, sodass du dich insgesamt beschützt und erfrischt fühlst.

Verweile so lange wie nötig in diesem Zustand, um die volle Wirkung der Heilungsmeditation mit Farbwolken zu genießen. Es ist ein Moment der tiefen Entspannung und Regeneration. Du kannst diese Übung jederzeit durchführen, wenn du das Bedürfnis nach Heilung und Erneuerung verspürst, sei es morgens, um den Tag mit positiver Energie zu beginnen, oder abends, um den Tag friedlich abzuschließen.

Diese Visualisierung ist besonders beruhigend und kann leicht in den Alltag integriert werden. Sie eignet sich gut als kurze Meditationsübung zwischendurch oder als entspannendes Ritual vor dem Schlafengehen. Kinder können diese Übung spielerisch angehen, indem sie sich vorstellen, in einer farbenfrohen Märchenlandschaft zu sein, wo bunte Wolken ihnen magische Kräfte verleihen. Wenn du regelmäßig diese Heilungsmeditation mit Farbwolken praktizierst, kannst du tiefgreifende positive Veränderungen in deinem emotionalen und körperlichen Wohlbefinden erfahren.

ÜBUNG: FARBIGE LICHTSTAHLEN

Setze dich bequem hin und schließe die Augen. Atme tief ein und aus und spüre, wie du dich immer mehr entspannst. Stelle dir vor, dass sich über dir eine strahlende Lichtquelle befindet, die Lichtstrahlen in verschiedenen Farben auf dich herabsendet. Diese Lichtquelle kann wie eine leuchtende Sonne oder ein funkelnder Stern aussehen, der reines, heilendes Licht ausstrahlt. Wähle eine Farbe, die du gerade benötigst. Diese Farbe kann intuitiv gewählt werden oder auf einer bestimmten Absicht basieren. Zum Beispiel kannst du Hellviolett für spirituelle Verbindung, Hellrosa für Liebe und Mitgefühl oder Hellgelb für Freude und Klarheit wählen. Spüre, wie der Lichtstrahl dieser Farbe auf dich herabscheint und dich mit seinem heilenden Licht erfüllt.

Stelle dir vor, wie der Lichtstrahl dein Kronen-Chakra auf deinem Kopf erreicht und sanft in deinen Körper eindringt. Spüre, wie das Licht durch deinen gesamten Körper fließt, jede Zelle und jeden Bereich durchdringt und mit heilender Energie auflädt.

Lasse das Licht in alle Bereiche deines Körpers fließen, die Heilung oder Stärkung benötigen. Wenn du z. B. Verspannungen im Nacken oder Rückenschmerzen hast, stelle dir vor, wie das Licht diese Bereiche durchdringt, die Verspannungen löst und den Schmerz lindert.

Während du die heilende Energie des Lichtstrahls in dir aufnimmst, spüre, wie sich dein Körper entspannt und dein Geist beruhigt. Du fühlst dich leicht und frei, als ob die heilende Energie des Lichtes dich von innen heraus strahlend macht. Bleibe in dieser Visualisierung so lange, wie es sich angenehm anfühlt, und genieße die tiefe Entspannung und Erneuerung, die das farbige Licht in dir bewirkt.

Diese Visualisierung kann besonders kraftvoll sein, wenn du das Gefühl hast, zusätzliche Unterstützung zu benötigen. Sie ist einfach durchzuführen und erfordert keine besondere Vorbereitung. Du kannst diese Übung zu jeder Tageszeit durchführen, sei es morgens, um mit frischer Energie in den Tag zu starten, oder abends, um den Tag friedlich abzuschließen. Kinder können diese Übung fantasievoll nutzen, indem sie sich vorstellen, dass sie von einem magischen Regenbogenlicht berührt werden, das ihnen Kraft und Freude bringt.

Durch die regelmäßige Praxis dieser Übungen kannst du nicht nur dein energetisches Gleichgewicht wiederherstellen, sondern auch tiefgreifende positive Veränderungen in deinem emotionalen und körperlichen Wohlbefinden erfahren. Die Techniken sind bewusst einfach gehalten, damit sie leicht in den Alltag integriert werden können, und sie sind für Menschen jeden Alters geeignet. Indem du dich regelmäßig auf die heilenden Energien der Farben konzentrierst, kannst du Stress abbauen, deine Selbstheilungskräfte aktivieren und dein allgemeines Wohlbefinden verbessern.

VISUALISIERUNG – DIE MACHT DER MATERIALISIERUNG

Die Visualisierung unterscheidet sich von anderen geistigen Aktivitäten wie Meditation und Gebet. Die Meditation ist ein Zuhören und eine Kommunikation mit der ätherischen oder geistigen Welt. Die Visualisierung ist ein erschaffendes Werkzeug, um etwas in die Welt zu manifestieren.

Übe jede Woche nur eine der folgenden Visualisierungen. Achte darauf, dass du eine der Methoden beherrschst, bevor du zu einer anderen wechselst. Mache dir Notizen oder führe ein Tagebuch über deine Erfahrungen, damit du einen Leitfaden für die Veränderung deiner Gedankenmuster hast. Die hier angeführten Visualisierungen sind die wichtigsten, die für den menschlichen Geist entwickelt wurden. Sie sind darauf ausgelegt, sich auf schnellstem Wege zu reinigen und zu stärken. Schließlich wirst du deine eigenen Sequenzen entwickeln und lernen, wie du Visualisierungen für dich, oder zur Heilung deiner Klienten, entwerfen kannst.

Lies jede Visualisierung vollständig durch, bevor du beginnst, und nimm dir bewusst Zeit für die Übung. Denke daran, dass alle nachfolgenden Visualisierungen mit einem reinigenden Atem beginnen, gefolgt von der Balancierung der beiden Gehirnhälften.

DIE BALANCE DER GEHIRNHÄLFTEN UND DIE REINIGENDEN ATEMZÜGE

In jedem von uns existiert eine bemerkenswerte, jedoch oft vernachlässigte Dualität – die beiden Hälften unseres Gehirns. Die linke Hälfte, das Zuhause unseres Ego-Selbst, ist der Sitz des rationalen, logischen Denkens und all der materiellen Sorgen, die uns an die Erde binden. Die rechte Hälfte hingegen, ein Tor zur Spiritualität, Kreativität und Emotion, bietet Zugang zu den höheren Ebenen unseres Bewusstseins. Zwischen diesen beiden Welten liegt die Zirbeldrüse, ein kleines, aber kraftvolles Organ, das als Brücke dient und die Harmonie zwischen den beiden Hälften sicherstellt. Doch wie oft nehmen wir uns die Zeit, diese beiden Hälften bewusst in Einklang zu bringen? In einer Welt, die den rationalen Verstand meist über die intuitive Weisheit stellt, können wir leicht aus dem Gleichgewicht geraten. Dieses Ungleichgewicht kann zu innerer Unruhe, kreativen Blockaden oder sogar zu körperlichen Beschwerden führen. Doch es gibt eine einfache, kraftvolle Methode, um dieses Gleichgewicht wiederherzustellen: das Ausbalancieren der Gehirnhälften durch reinigende Atemzüge.

ÜBUNG: REINIGENDE ATEMZÜGE

Setze dich auf einen bequemen Stuhl, der dir erlaubt, aufrecht zu sitzen, aber dennoch entspannt zu bleiben. Achte darauf, dass deine Kleidung locker sitzt, damit nichts den freien Fluss deiner Energie behindert. Lege deine Hände entspannt auf den Schoß und bereite dich darauf vor, deinen Atem bewusst zu lenken.

Atme tief und langsam durch die Nase ein, fülle zuerst den unteren Teil deiner Lungen mit Sauerstoff und stelle dir vor, wie dieser bis hinunter zu deinen Fußsohlen strömt. Visualisiere, wie ein strahlend weißes Licht in dein Kronen-Chakra, das sich auf dem Scheitel deines Kopfes befindet, eintritt. Lasse dieses Licht durch deinen ganzen Körper fließen, bis es deine Füße erreicht. Verbinde bei jedem Einatmen den Sauerstoff mit diesem Licht. Fühle, wie dein ganzer Körper sich mit dieser reinen, heilenden Energie füllt. Beim Ausatmen stelle dir vor, wie das Licht alle Disharmonien, alle Gifte und Negativität transformiert und sie aus deinem Körper entfernt. Halte nach jedem Einatmen den Atem für ein paar Sekunden an, bevor du den Vorgang wiederholst. Möglicherweise musst du diese Atemzüge mehrere Male wiederholen, bis du merkst, dass das Licht, das deinen Körper verlässt, genauso rein und klar ist wie das Licht, das durch dein Kronen-Chakra eintritt. Erst dann hast du eine feine und reine Heilungsfrequenz erreicht, die es dir ermöglicht, in tiefer Harmonie mit dir selbst zu sein.

Diese reinigenden Atemzüge sind nicht nur eine Vorbereitung für Heilungsarbeiten oder Meditationen, sondern sie sind eine Einladung, den Moment bewusst zu erleben, deinen inneren Zustand zu reinigen und deine beiden Gehirnhälften in Einklang zu bringen. Wenn du diese Praxis regelmäßig durchführst, wirst du feststellen, dass sich nicht nur dein inneres Gleichgewicht, sondern auch deine Wahrnehmung und Kreativität auf subtile, aber tiefgreifende Weise verändern.

DAS PRAKTISCHE AUSBALANCIEREN DER GEHIRNHÄLFTEN

Nachdem du deine reinigenden Atemzüge durchgeführt hast und dein Geist klar und ruhig ist, beginnt die wahre Arbeit – die Balance der Gehirnhälften, die so oft im Alltag ins Ungleichgewicht geraten. Diese einfache, aber tiefgreifende Übung bringt dich in Einklang mit dir selbst und schafft die Grundlage für geistige Klarheit und emotionale Stabilität.

ÜBUNG: GEHIRNHÄLFTEN IN BALANCE BRINGEN

Setze dich bequem hin und richte deine Aufmerksamkeit auf die Mitte deiner Stirn, direkt vor der Zirbeldrüse. Diese Drüse, verborgen zwischen den beiden Gehirnhälften, ist nicht nur ein körperliches Organ, sondern auch ein energetisches Zentrum, das Harmonie und Ausgleich fördert. Stelle dir nun vor, dass sich an dieser Stelle ein »T« formt – ein Symbol für das Gleichgewicht zwischen deinen beiden Gehirnhälften.

Beobachte dieses »T« genau. Ist der waagerechte Strich wirklich waagerecht, oder ist er vielleicht leicht nach links oder rechts geneigt? Und wie steht es um den senkrechten Strich? Ist er gerade, oder zeigt er eine leichte Verdrehung? Diese kleinen Abweichungen können einiges über deinen aktuellen geistigen Zustand aussagen.

Wenn du feststellst, dass der waagerechte Balken nach links

oben gekippt ist, bedeutet dies, dass deine Gedanken in letzter Zeit stark vom Ego geprägt waren. Ein solches Ungleichgewicht kann dich dazu bringen, dich mehr auf materielle oder logische Aspekte des Lebens zu fokussieren und den Zugang zu deiner spirituellen Seite zu verlieren. Ist der Balken jedoch nach rechts oben gekippt, dann warst du möglicherweise zu sehr in der spirituellen Welt verankert, was dazu führen kann, dass du den Kontakt zur materiellen Realität und den notwendigen rationalen Entscheidungen verlierst.

Dein Ziel ist es, dieses »T« in eine perfekte Balance zu bringen, denn wahre Harmonie entsteht, wenn Ratio und Spiritualität, linke und rechte Gehirnhälfte, im Gleichgewicht sind. Stelle dir vor, wie du den waagerechten Balken so ausrichtest, dass er wieder vollkommen waagerecht verläuft, und den senkrechten Strich so aufrichtest, dass er gerade und fest steht. Sobald sich das »T« in seiner idealen Form befindet, drücke einen imaginären Knopf, um diesen Zustand der Balance zu sichern. Dieser einfache mentale Vorgang hilft dir, die beiden Gehirnhälften in einem ausgeglichenen Zustand einrasten zu lassen.

Diese Übung sollte ein fester Bestandteil deines täglichen Rituals werden. Balanciere dein »T« jeden Morgen vor dem Aufstehen und erneut am Abend vor dem Schlafengehen. Auf diese Weise startest und beendest du deinen Tag in einem Zustand der inneren Ausgeglichenheit.

Indem du deine Gedankenmuster harmonisierst, ermöglichst du auch eine sanfte Aktivierung deiner DNA – in einem Prozess, der dein ganzes System auf tiefer Ebene in Einklang bringt. Die Auswirkungen dieser Übung sind vielfältig: Du wirst möglicherweise sofort Antworten auf geistige Fragen erhalten oder während des Schlafs klarere und deutlicher erkennbare Informationen aus deinen Träumen mitnehmen. Das Ausbalancieren der Gehirnhälften ist mehr als nur eine Übung; es ist ein Schlüssel zu einem bewussteren Leben. Es bietet dir die Möglichkeit, sowohl deine rationalen Fähigkeiten als auch deine spirituellen Einsichten in Einklang zu bringen und dadurch ein tieferes Verständnis und eine tiefere Verbindung zu dir selbst und deiner Umgebung zu finden.

ÜBUNGEN MIT DER HEILENERGIE – LICHT

Stelle dir das farbige Licht und dessen Frequenzen nicht einfach als eine physische Erscheinung vor, sondern als eine lebendige allgegenwärtige Kraft, die das gesamte Universum durchdringt. Dieses Licht ist nicht gebunden an Zeit und Raum; es ist überall zugleich und wartet nur darauf, dass du dich mit ihm verbindest. Es besitzt die unglaubliche Fähigkeit, auf deine Gedanken sofort zu reagieren, es ist eine Energieform, die du anrufen und nutzen kannst, um positive Veränderungen in deinem Leben und im Leben der Menschen um dich herum herbeizuführen.

Lichtfrequenzen sind mehr als das, was wir mit unseren Augen sehen können. Sie sind eine mächtige Wandlungskraft, die in der Lage ist, deine Schwingung zu erhöhen und deine innere Energie zu intensivieren. Sie können deine positiven Gedanken verstärken und dein Herz öffnen, sodass du Liebe und Mitgefühl auf eine tiefere Weise erleben kannst. Wenn du das Licht in dein Leben rufst, kannst du es dazu verwenden, Energie in jeglicher Form umzuwandeln – sei es, um Heilung zu erfahren, um inneren Frieden zu finden oder um das Wohl deiner Liebsten zu fördern.

Die bloße Vorstellung des Frequenzlichts hat bereits eine heilende Wirkung. Wenn du dich darauf konzentrierst, das Licht in dir zu aktivieren, wirst du spüren, wie es jede Zelle deines Körpers erreicht und verjüngt. Es ist, als ob dein inneres Strahlen durch jede Faser deines Seins fließt und deine Energie mit jeder Sekunde erhöht. Dieses Licht ist nicht nur ein Werkzeug zur Heilung, sondern auch ein Katalysator für deine persönliche Entwicklung. Es kann dich auf die nächste Stufe deiner spirituellen Reise bringen und die Art und Weise, wie du die Welt erlebst und mit ihr interagierst, grundlegend verändern.

ÜBUNG: SCHWINGUNGSERHÖHUNG DURCH LICHT

Halte einen Augenblick inne und rufe in Gedanken das Licht herbei. Erblicke nun vor deinem geistigen Auge, wie du deine Energie so angenehm wie möglich gestaltest. Diese Vorstellung genügt bereits, dadurch verschönert sich deine Energie von selbst.

Setz dich möglichst bequem hin, atme tief ein und aus und lasse die Energie deine Wirbelsäule entlangfließen. Licht ist lebendig und reagiert sofort auf deinen Ruf. Lasse es in deine Wirbelsäule einströmen; stelle dir deine Wirbelsäule wie eine Säule vor, die mit Licht gefüllt ist und sich über deinem Kopf und unterhalb deiner Füße noch fortsetzt.

Von der Wirbelsäule ausgehend, strahlst du dieses Licht nun in deinen ganzen Körper aus. Stelle dir vor, wie das Licht deinen Körper durchströmt und jede Zelle, deine gesamte DNS und jedes Atom vom Licht durchflutet und gereinigt wird. Gib dem Licht die schönste Farbe, die du dir vorstellen kannst. Welche Farbe hat es? Ist es golden oder vielleicht weiß oder violett? Stelle dir das Licht nun als Kugel vor, von dem du nun völlig umgeben bist. Weit hinaus über deinem Körper, so groß, dass das ganze Zimmer damit ausgefüllt ist und noch weiter darüber hinaus.

Nun lasse es so klein werden, dass es sich ganz eng um deinen Körper schmiegt. Entscheide selbst, wie groß die Lichtkugel für dich sein soll. Hat diese Lichtkugel klar umrissene Konturen, oder wird sie nach außen hin allmählich blasser? Wenn sie deutlich abgegrenzt ist – an welcher Stelle im Zimmer hört das Licht auf?

Und nun kannst du das Licht ausstrahlen.

Nachdem du nun vollkommen vom Licht erfüllt bist, kannst du es vielen verschiedenen Personen und Dingen senden – z. B. deinen Zukunftsvorstellungen, deinem höheren Ziel, deinem Körper, deinen Gedanken und Gefühlen. Wo immer du Licht hinschickst, sendest du Energie an diese Person, den Gegenstand oder die Idee – eine höhere, feinere Schwingung. Strahle Licht aus, wenn du dich in einer Situation befindest, die du ändern möchtest, oder sende Licht anderen Menschen, um ihnen beizustehen. Das Licht, das du anderen Menschen sendest, kommt als ein Vielfaches zu dir zurück. Sende Licht durch deine Augen, indem du dir vorstellst, dass Licht aus deinen Augen ausströmt, wenn du einen anderen Menschen ansiehst. Erschaue vor deinem geistigen Auge, wie Licht aus deinen Händen sprüht, wenn du andere berührst.

Mit jedem Augenblick, in dem du Licht aussendest, wird dein Strahlen intensiver.

NEGATIVE GEDANKEN SAMMELN UND AUFLÖSEN

Praktiziere diese Visualisierung, um Sorgen und Bedenken aus deinem Geist zu vertreiben, besonders, wenn du dich durch Ereignisse in deinem Leben belastet fühlst, wenn du nicht schlafen oder dich nicht auf bestimmte Aufgaben konzentrieren kannst.

VISUALISIERUNG: NEGATIVE GEDANKEN SAMMELN UND AUFLÖSEN

Balanciere dein »T« aus und mache einige reinigende Atemzüge und stelle dich in die Farbe Goldbraun.

Visualisiere vor dir eine beliebige Art von Holzregal, das du magst. Ein Holzregal repräsentiert die Erdebene. Lege dann nacheinander alle Personen, Orte, Ereignisse und Dinge, die dich stören, in das Regal. Lasse dir Zeit und achte darauf, dass du alles einbeziehst, dass dir Unbehagen bereitet. Wenn du fertig bist, visualisiere violette Hände unter dem Regal, die es von dir weg anheben, bis du es nicht mehr sehen kannst. Das sind die Hände deiner höheren Macht, die dir deine Lasten abnehmen. Sie sind nicht länger deine Angelegenheit, weil sie von einer viel höheren Intelligenz erledigt werden.

Wiederhole diese Übung so oft, wie du es für nötig erachtest, bis diese Sorgen nicht mehr in deinen Gedanken sind. Wenn neue Sorgen auftauchen, lege sie ebenfalls in das Regal.

Alternativ: Du kannst auch visualisieren, wie du sitzt und alle deine Anliegen auf ein imaginäres Papier schreibst. Wenn du fertig bist, lies es von Anfang bis Ende noch einmal durch. Dann kannst du die Liste an einen imaginären violetten Ballon binden und ihn loslassen oder die Liste in Gedanken verbrennen. So oder so, weißt du, dass diese Gedanken nun entfernt, losgelassen und für immer verschwunden sind. Du kannst dich auch dafür entscheiden, deine Sorgen auf ein reales Blatt Papier zu schreiben. Dann wickele eine Schnur um das gerollte Blatt, binde es an einen Ballon und lasse ihn los oder nimm die Liste und verbrenne diese.

Dies ist eine großartige Reinigung für den Geist.

ÜBUNG: SICH UND ANDEREN VERGEBEN

Balanciere dein »T« aus und mache einige reinigende Atemzüge, dann versetze dich in Königsblau.

Erblicke vor dir eine kristalline Liege in beliebiger Größe und Form. Wähle eine Person, mit der du eine negative Erfahrung gemacht hast. Erschaue diese Person auf der Kristallliege.

Visualisiere ein goldenes Licht, das von deinem Herz-Chakra und deiner Zirbeldrüse ausgeht und sich mit dem Herz-Chakra und der Zirbeldrüse der anderen Person verbindet.

Denke oder sage in Gedanken: **»Ich vergebe dir für alle Negativität zwischen uns, jetzt und in der Vergangenheit, ob real oder eingebildet. Ich vergebe dir und lasse dich los.«**

Trenne nun das goldene Licht deines Herzens und deiner Zirbeldrüse, das dich mit dieser Person verbunden hat und hülle diese Person in violettes Licht ein, bis sich diese Person vor deinen Augen aufgelöst hat.

Erblicke nun die nächste Person auf der Kristallliege, mit der du in Disharmonie bist und wiederhole den Vorgang. Mache dies mit so vielen Personen, wie du möchtest in einer Sitzung. Lege dich schließlich selbst auf die Kristallliege, visualisiere das violette Licht und lasse dich von diesem Licht reinigen. Vergib dir dabei alle deine negativen Gefühle und Gedanken. Wenn das Violett alles Disharmonische aufgelöst hat, stelle dich in ein wunderschönes Goldbraun. Goldbraun erdet dich wieder. Beende nun die Visualisierung.

Wiederhole die Sitzungen so oft wie nötig, um allen Menschen, die dich belasten, zu vergeben und sie loszulassen. Wenn du nicht mehr das Bedürfnis verspürst, jemandem zu vergeben, hast du deine unangenehme Erfahrung mit ihm/ihr abgeschlossen. Die andere Person spürt die Veränderung auch mental und nimmt das Verzeihen und Loslassen unbewusst an.

ÜBUNG: SCHUTZAUFBAU DURCH DIE SPHÄRE

Diese Übung bietet dir Schutz, falls du das Gefühl hast, Schutz zu brauchen. Nach den üblichen Vorbereitungen, wie Reinigung, Ausbalancieren der Gehirnhälften und der Vorstellung, den Körper mit Licht zu erfüllen, visualisiere eine eiförmige Sphäre um dich herum, die sich über deinen Kopf und unter deinen Füßen erstreckt. Fülle die Sphäre mit deiner Wunschfarbe, die für dein Wohlbefinden heute notwendig ist.
Wenn du wahrnimmst, dass dich jemand mit Energie bombardiert oder du dich von einer negativen Quelle gescannt fühlst, dann stelle einen Spiegel an die Außenseite der Sphäre, die von dir abgewandt ist, sodass jeder, der dich anschauen möchte, nur sich selbst sehen kann.

Die Sphäre wird in der Regel als schützende Barriere verwendet. Du kannst diese Sphäre aber auch für deinen jeweiligen Zweck gestalten.

ÜBUNG: ENGEL-KONTAKT

Balanciere deine Gehirnhälften mit dem »T« wieder aus und mache einige reinigende Atemzüge.
Versetze dich in Königsblau (= Farbe für die Kommunikation mit der geistigen Welt) und beobachte dein Kronen-Chakra.
Visualisiere das Unendlichkeitszeichen – die liegende Acht – in Silber über dem Kronen-Chakra und berühre es leicht in deinen Gedanken. Lade dann einfach deinen Engel ein, mit dem du kommunizieren möchtest.
Das Unendlichkeitszeichen und die Farbe Silber sind die Schlüssel zur Engelhierarchie.

Nach der Übung solltest du dich unbedingt für kurze Zeit in die Farbe »Goldbraun« (für die Erdung) einhüllen, denn Engelkontakte führen in der Regel zu einem »Hoch«, das eine Weile anhält und dir das Gefühl geben kann, nicht mehr ins irdische Leben zurückkehren zu wollen.

Balanciere wieder deine Gehirnhälften mit dem »T« nach der Sitzung aus, genauso wie vor der Sitzung und denke daran, ein Tagebuch über die Kontakte zu führen.

DIE MENSCHLICHEN ENERGIEZENTREN & CHAKRAS

Der Mensch verfügt über sieben Haupt-Energiezentren (auch Chakras genannt), die sich entlang der Wirbelsäule und auf der Vorderseite des Körpers befinden (siehe Abbildung). Natürlich liegen diese Zentren nicht im physischen Körper, sondern im feinstofflichen Energiekörper. Jedes dieser Zentren ist jedoch mit bestimmten anatomischen Bereichen verbunden, sodass die Schädigung eines Zentrums (Chakra) Krankheiten in den entsprechenden Organen verursachen kann. Werfen wir einen Blick auf jedes einzelne Energiezentrum (Chakra).

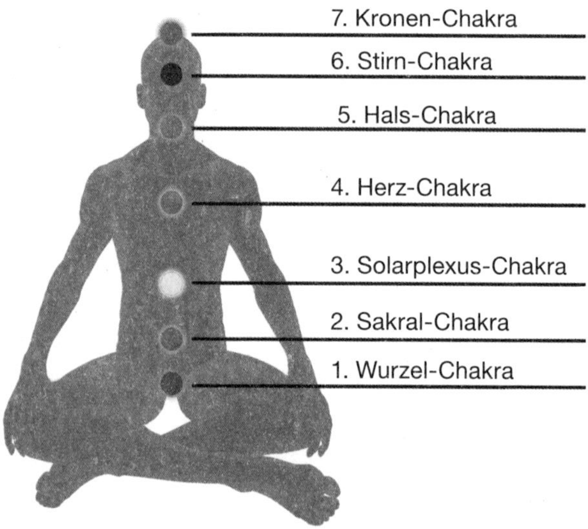

1. Wurzel-Chakra	steht für Lebenskraft, Verbundenheit mit der Erde (Standfestigkeit) und zu sich selbst (Selbstvertrauen). Unser Verhältnis zu materiellen Dingen ist hier verortet.
2. Sakral-Chakra	steht für Kreativität, Beziehungen, Fortpflanzung, tiefe Freude, Lust und Genuss – Loslassen und mit dem Leben fließen.
3. Solarplexus-Chakra	steht für unsere Persönlichkeit. Von hier werden die bewussten Ziele und Veränderungen durch Gefühle und Bedürfnisse hervorgerufen. Das dritte Chakra wird als Energiereserve des Körpers angesehen und vom Feuer des Solarplexus genährt.
4. Herz-Chakra	das Zentrum der Liebe. Hingabe, Selbstlosigkeit, Mitgefühl, Toleranz und Heilung sind nur einige der zugewiesenen Eigenschaften. Das Herz-Chakra nimmt auch die Schönheit in Natur und Kunst wahr.
5. Hals-Chakra	wird als Zentrum der Kommunikation bezeichnet und gilt als Sitz der Wahrheit. Dazu drückt es unsere Gedanken und Gefühle aus, hilft bei der Wahrnehmung der inneren Stimme und ist das Tor zu höheren Bewusstseinsebenen.
6. Stirn-Chakra	gilt als Ort der Intuition und ist Sitz des Geistes und Verstandes. Steht für die Visualisierungskraft sowie außersinnliche Wahrnehmung, Intuition, Einsicht, Entwicklung der höheren Sinne und Geisteskraft.
7. Kronen-Chakra	ist das Tor zum Universum und das Chakra des höchsten Wissens: Gottvertrauen, Spiritualität, Freiheit, Vollendung – die Demut vor dem universellen Größeren.

DAS ERSTE ZENTRUM (1. CHAKRA – WURZEL-CHAKRA)

Es befindet sich im Bereich des Steißbeins und ist mit dem Großhirn verbunden. Es ist verantwortlich dafür, dass die notwendige Energie, die gebraucht wird, damit der Körper funktioniert, vorhanden ist. Es ist somit die Grundlage für Ihr körperliches Wohlbefinden. Ist seine Funktion gestört bzw. aus dem Gleichgewicht geraten, können Erkrankungen auf **physischer Ebene** auftreten. Außerdem verlangsamt eine Störung des 1. Chakras das Wachstum und die Entwicklung des physischen Körpers. Auf **psychischer Ebene können sich ebenfalls Störungen** entwickeln. Jegliche Art von Blockade bzw. Störung ist auf einen Mangel an Lebensenergie zurückzuführen. Das erste Zentrum ist jedoch leicht wieder ins Gleichgewicht zu bringen, um die Funktionen, die aus dem einen oder anderen Grund beeinträchtigt waren, wiederherzustellen. Seine **Energie** entspricht der Farbfrequenz **Rot** (Erdenergie).

Körperlicher Bezug	Das Wurzel-Chakra ist mit den festen Bestandteilen des Körpers wie Knochen, Wirbelsäule, Zähne und Nägeln verbunden. Es steht auch in engem Zusammenhang mit den Körperfunktionen von Blut, Beckenboden und Darm.
Blockaden/Störungen	Körperliche Auswirkungen können Darm- und Knochenerkrankungen, Gewichtsprobleme, Krampfadern sowie Blutdruckschwankungen mit sich bringen.
Psychischer Bezug	Das Wurzel-Chakra ist mit der emotionalen/mentalen Gesundheit im Bereich von Existenz, Vertrauen, Sicherheit und Materialismus sowie des Lebensantriebs verbunden.

Blockaden/Störungen	Antriebslosigkeit, Anspannung, geringes Selbstvertrauen, das Gefühl, den Boden unter den Füßen zu verlieren, Ängste, depressive Verstimmungen, Schlafstörungen.
Bei Aktivierung	Bei Aktivierung des Wurzel-Chakras können eine starke Lebensenergie, Selbstvertrauen, Erdung, Durchsetzungsvermögen und ein gutes Verbundenheitsgefühl hervortreten.
Transformation des Chakras	Das erste Zentrum (Wurzel-Chakra) löst sich 20 Minuten nach dem Tod einer Person auf.

Um das Wurzel-Chakra zu stärken, gibt es folgende Möglichkeiten:

Im Alltag	Bewegung an der frischen Luft, Wandern, Barfußgehen, Bewegung zur rhythmischen Musik, Tanzen, Yoga; rote Kleidung, Unterwäsche und Socken können aufgrund der Frequenz der Farbe »rot« dazu beitragen, das Chakra zu stärken.
Durch Ernährung	Eiweißhaltige Nahrungsmittel können das Wurzel-Chakra erden. Wenn eine Person sich schwach und orientierungslos fühlt, kann eine Fleischmahlzeit helfen. **Vegetarier** können zu Tofu, Bohnen, Nüssen und Milchprodukten greifen, aber es ist auch wichtig, nicht zu viel Fleisch zu konsumieren, da dies wiederum träge machen kann.
Mit ätherischen Ölen	Bestimmte Düfte wie Nelke, Rosmarin, Ingwer, Zypresse und Zeder können dazu beitragen, das Wurzel-Chakra auszugleichen und zu stärken.

DAS ZWEITE ZENTRUM
(2. CHAKRA – SAKRAL- ODER SEXUAL-CHAKRA)

Es befindet sich auf Höhe der Gebärmutter (bei Frauen) bzw. der Prostata (bei Männern). Es ist unter anderem zuständig für den sexuellen Ausdruck und wird auch Beziehungs-Chakra genannt. Ist das zweite Chakra gestört, kann es zu **physischen Erkrankungen** und **psychischen Problemen** kommen.

Aus der Praxis wissen wir, dass es etwa eineinhalb bis zwei (manchmal drei) Jahre dauern kann, bis das Zentrum wieder normal funktioniert. In dieser Zeit kann es daher zu sexuellen Störungen und akuten Konflikten zwischen den Beziehungspartnern kommen. Wenn du die daraus entstandenen Probleme nicht allein lösen kannst, solltest du einen professionellen Energetiker/Heiler aufsuchen, der dir hilft, den normalen Energiefluss im zweiten Zentrum wiederherzustellen und dessen normale Funktion zu gewährleisten.

Die **Energie** des zweiten Zentrums (Sakral-Chakra) entspricht der Farbfrequenz **Orange** – (Feuerenergie/das Magma der Erde).

Körperlicher Bezug	Das Sakral-Chakra beeinflusst alle Körpersäfte wie Blut, Lymphe, Schweiß, Verdauungssäfte, Sperma und Urin sowie die Tränen. Es steuert auch die Hormone der Eierstöcke, Keimdrüsen und Hoden.
Blockaden /Störungen	Eine Beeinträchtigung des Sakral-Chakras kann sich als Frigidität und Impotenz oder als Sexsucht äußern. Körperliche Symptome können Übergewicht oder Magersucht sein. Darüber hinaus kann es zu Harnproblemen, Menstruationsbeschwerden, Unfruchtbarkeit, Gebärmuttermyomen, Prostataleiden sowie Blähungen und Darmkrämpfen kommen.

Psychischer Bezug	Ein Ungleichgewicht im Sakral-Chakra kann sich auf unsere Lebensfreude und unsere Fähigkeit, das Leben zu genießen, auswirken.
Blockaden /Störungen	Auf emotionaler Ebene können Gefühle von Einsamkeit, Neid, Eifersucht und Trauer auftreten.
Bei Aktivierung	Menschen mit einem aktivierten zweiten Chakra können sich auf andere Menschen und Meinungen einlassen, haben ein vitales Sexualleben, sind begeisterungsfähig, kreativ und lebensbejahend.
Transformation des Chakras	Das Sakral-Chakra löst sich am dritten Tag nach dem Tod eines Menschen auf.

Um das Sakral-Chakra zu stärken, gibt es folgende Möglichkeiten:

Im Alltag	Den Kontakt zu Wasser suchen, viel baden, schwimmen, reichlich trinken und am Meer/See/Fluss/Bach spazieren gehen. Kreative Tätigkeiten wie Malen und orangefarbene Einrichtungsgegenstände oder Kleidung können unterstützend wirken.
Durch Ernährung	Wasser, Kräutertees und Säfte können den Reinigungsprozess unterstützen. Daher sollte man täglich mindestens zwei Liter trinken.
Mit ätherischen Ölen	Bestimmte Düfte wie Ylang-Ylang, Sandelholz, Myrrhe, Pfeffer, Vanille, Bitterorange und Orange können dazu beitragen, das Sakral-Chakra zu stärken und auszugleichen.

DAS DRITTE ZENTRUM (3. CHAKRA – SOLARPLEXUS)

Das Solarplexus-Chakra befindet sich eine Handbreit über dem Nabel. Er steuert die Funktion der Bauch- und Verdauungsorgane. Ist es blockiert, führt dies zu **physischen und psychischen Störungen**. Durch die Wiederherstellung des Gleichgewichts können Probleme mit dem Stoffwechsel und Funktionsstörungen von Organen und Systemen aufgelöst werden.

Die **Energie** des dritten Zentrums (Solarplexus) entspricht der Farbfrequenz **Gelb** (Feuerenergie).

Körperlicher Bezug	Der Solarplexus nährt Leber, Magen, Galle und das vegetative Nervensystem.
Blockaden/Störungen	Eine Blockade kann sich äußern in Sodbrennen, Verdauungsproblemen, Magengeschwüren, Problemen mit der Bauchspeicheldrüse, Diabetes und Übergewicht.
Psychischer Bezug	Das dritte Chakra steht für die Selbstwahrnehmung unserer Person, das Selbstkonzept, ein Ruhen in der eigenen Mitte.
Blockaden/Störungen:	Eine Blockade des Solarplexus äußert sich vor allem in Extremen: Sie können sich in Minderwertigkeitsgefühlen und Kraftlosigkeit, aber auch in Aggressivität, Wutausbrüchen und Machtbesessenheit äußern.
Bei Aktivierung	Durch die Aktivierung des dritten Chakras können Willenskraft, starke Nerven, Entscheidungen aus dem Bauch heraus, ein inneres Glücksgefühl und Lust an der eigenen Macht (im positiven Sinne) entstehen.
Transformation des Chakras	Das dritte Zentrum löst sich am neunten Tag nach dem Tod einer Person auf.

Um das Solarplexus-Chakra zu stärken, gibt es folgende Möglichkeiten:

Im Alltag	Neben gelben Blumen können tiefe Bauchatmung, gefühlvolle Musik, Kerzenlicht, Kaminfeuer und kurze Sonnenbäder dabei helfen, das Solarplexus-Chakra zu stärken.
Durch Ernährung	Kohlenhydrate wie Kartoffeln, Brot, Reis und Nudeln dienen als Energienahrung. Vollkornprodukte sollten bevorzugt werden, da der Körper sie langsamer aufnimmt. Zucker wirkt als Aufputschmittel und schädigt langfristig das dritte Chakra. Eine Sucht nach Süßem deutet auf ein Ungleichgewicht im Solarplexus hin, das gleichzeitig auch die Ursache dafür sein kann.
Mit ätherischen Ölen	Bestimmte Düfte wie Lavendel, Kamille, Zitrone, Anis, Grapefruit und Fenchel können dazu beitragen, das Solarplexus zu stärken und auszugleichen.

DAS VIERTE ZENTRUM (4. CHAKRA – HERZ-CHAKRA)

Das Herz-Chakra ist das Herz-Zentrum, das sich am Rücken zwischen den Schulterblättern und im vorderen Bereich in der Mitte der Brust befindet. Es verbindet die drei unteren Zentren (Chakras) mit der Herzebene. Bist du schon einmal Menschen begegnet, denen man auf den ersten Blick ansieht, dass sie sehr freundlich und warmherzig sind? In der Regel schafft ein ausgeglichenes Herz-Chakra eine freundliche und sanfte Atmosphäre um einen Menschen herum, die andere schon aus der Ferne spüren können. Das Herz-Zentrum steuert das gesamte Herz-Kreislaufsystem und ist für dessen normale Funktion verantwortlich. Bei Blockaden können **physische und psychische Störungen die Folge sein.**

Die **Energie** des vierten Zentrums entspricht der Farbfrequenz **Grün** auf der geistigen und **Rosa** auf der irdischen Ebene. Es handelt sich um eine aufbauende Energie.

Körperlicher Bezug	Das Herz-Chakra versorgt das Herz, die Lunge und den Kreislauf. Über die Thymusdrüse wird das Immunsystem gestärkt.
Blockaden/Störungen	Körperliche Symptome können Durchblutungsstörungen, Herzerkrankungen, Asthma und Allergien sein.
Psychischer Bezug	Ein geöffnetes Herz-Chakra sorgt für Lebensfreude und lässt Nähe und gesunde Beziehungen zu.
Blockaden/Störungen	Eine Blockade des vierten Chakras kann zu Liebes- und Gefühllosigkeit, zu Distanziertheit und innerer Leere führen. Häufig mündet dies in Suchtverhalten, seien es Alkohol, Geld oder Drogen.
Bei Aktivierung	Durch eine aktive Ausrichtung auf das Herz-Chakra kann man Menschen so akzeptieren, wie sie sind, Liebe empfinden und mit viel Herzenswärme Verantwortung für sich und andere übernehmen.
Transformation des Chakras	Das Herz-Zentrum löst sich am vierzigsten Tag nach dem Tod auf.

Um das Herz-Chakra zu stärken, gibt es folgende Möglichkeiten:

Im Alltag	Grüne und rosa Kleidung tragen, oft in der Natur aufhalten, sich selbst verwöhnen, aber sich auch um andere Lebewesen kümmern.
Durch Ernährung	Gemüse soll sowohl die Lebensenergie der Sonne (Feuer) als auch das Beste aus Erde, Luft und Wasser enthalten. Da das Herz-Chakra die Farbe Grün hat, können beispielsweise Spinat, Erbsen, Gurke, Salat, grüne Äpfel und grüner Tee dabei helfen, es zu stärken.
Mit ätherischen Ölen	Bestimmte Düfte wie Rose, Jasmin, Estragon und Kardamom können dazu beitragen, das Herz-Chakra zu stärken und auszugleichen.

DAS FÜNFTE ZENTRUM
(5. CHAKRA – HALS- ODER KEHLKOPF-CHAKRA)

Es befindet sich im am vorderen und hinteren Halsbereich in Höhe des Kehlkopfes. Das Hals-Chakra ist für das Atmungs- und Immunsystem zuständig, auch für Selbstausdruck und Kommunikation. Eine Blockade kann zu **physischen Erkrankungen** und **psychischen Störungen** führen.

Die **Energie** dieses Zentrums entspricht der Farbfrequenz **Blau (Wasserenergie).**

Körperlicher Bezug	Das Hals-Chakra ist verbunden mit dem Rückenmark, der Schilddrüse und der oberen Lunge, den Bronchien und der Speiseröhre. Es lädt auch die Stimmbänder energetisch auf.
Blockaden/Störungen	Blockaden im fünften Chakra können Schwierigkeiten verursachen, Ideen, Meinungen und Vorstellungen in Worte zu fassen. Sprachlosigkeit, Schüchternheit und Angst, aus sich herauszugehen, können auftreten. Körperliche Symptome können Mandelentzündungen, Heiserkeit und Probleme mit der Schilddrüse sein.
Psychischer Bezug	Das fünfte Zentrum kann unsere Seele spiegeln, es nimmt die Botschaften unserer Seele wahr, etwa blockierende Ängste.

Blockaden/Störungen	Wenn wir zutiefst beleidigt sind oder Angst haben, steckt meist ein Kloß im Hals. Das Hals-Chakra ist zudem der Ort, an dem sich die zerstörerischen energetischen Auswirkungen von Mobbing, Verwünschungen, Neid, Missgunst und anderen Störungen von außen in uns festsetzen. Dieser Haufen negativ geladener Energie steigt in unserem Hals auf, und wir schlucken ihn ständig herunter. Daher ist dieses Zentrum am anfälligsten für negative Gedanken und fremde Energie; denn wir nehmen nicht nur über die Ohren Informationen auf, sondern auch über das Hals-Chakra.
Bei Aktivierung	Eine aktive Ausrichtung auf das Hals-Chakra kann zu einer starken Kommunikationsfähigkeit führen – nicht in Form von oberflächlichem Schwätzen, sondern als Fähigkeit, sich anderen verständlich zu machen und Worte bewusst zu wählen (Wahrhaftigkeit). Ebenso kann dies zu einer schönen Stimme und Musikalität führen.
Transformation des Chakras	Das fünfte Zentrum (sowie das der nächsthöheren Ebene) lösen sich nach dem Tod nicht auf. Die Energie dieser Zentren wird gereinigt und existiert in der feinstofflichen Welt weiter.

Um das Hals-Chakra zu stärken, gibt es folgende Möglichkeiten:

Im Alltag	Regelmäßiges Singen und Schreiben, Musikhören und die Integration der Farbe Hellblau in das Leben.
Durch Ernährung	Reifes Obst enthält viele Vitamine, Mineralstoffe und natürlichen Fruchtzucker. Es wird vom Körper leicht verdaut und verursacht wenig Arbeit, sodass viel Energie in die oberen Chakras aufsteigen kann.

Mit ätherischen Ölen	Bestimmte Düfte wie Eukalyptus, Kampfer, Pfefferminze, römische Minze und Manuka können dazu beitragen, das Hals-Chakra zu stärken und auszugleichen.

DAS SECHSTE ZENTRUM (6. CHAKRA – STIRN-CHAKRA)

Es befindet sich oberhalb der Nasenwurzel, zwischen den beiden Augen und wird auch »das Dritte Auge« oder »Tor zur Seele« genannt. Das Stirn-Chakra ist verantwortlich für gutes Sehen und Hören, steuert das Gedächtnis, regt Denkprozesse an und ist verantwortlich für die höhere Intuition und Einsicht. Ein Ungleichgewicht in diesem Zentrum führt zu **physischen oder psychischen Störungen.**

Hinter dem sechsten Zentrum befindet sich die Zirbeldrüse, welche uns ermöglicht, in der Fantasie verschiedene Bilder und Vorstellungen von der Vergangenheit, Gegenwart und Zukunft zu entwickeln. Um die Zirbeldrüse anzuregen, sind Übungen sinnvoll, wie beispielsweise die Folgende.

ÜBUNG

Versuche dir mit geschlossenen Augen die Eingangstür deiner Wohnung vorzustellen. Gehe hinein und laufe gedanklich durch die einzelnen Räume. Achten dabei auf die Details, die dir auffallen. Gehen dann gedanklich zurück zur Tür und öffnen deine Augen wieder. Erinnere dich an die Details und überprüfe die Richtigkeit, wenn du mit offenen Augen durch deine Wohnung gehst. Mit Übungen dieser Art schärfst du deine Wahrnehmung, und deine Zirbeldrüse wird mehr und mehr trainiert.

Du hast eine mentale Reise unternommen. Das sechste Energiezentrum ist für die geistige Vision verantwortlich. Wenn diese Ebene gut aufgebaut ist, bist du nicht nur mental flexibel, du kannst auch verschiedene Situationen wahrnehmen. Das gilt auch für andere Menschen. Mit der Zeit entwickelt sich diese Fähigkeit immer besser. Es wird dir etwa möglich sein, eine Person vor deinem geistigen Auge zu sehen, während du mit ihr telefonierst. Dabei kann es auch zu kuriosen Situationen kommen, wenn du deinen Gesprächspartner fragst, ob die Gemüsesuppe schmeckt, ohne dass er dir sagt, dass er gerade beim Essen war. Eine solche Aussage sorgt immer für eine große Überraschung, und die Frage ist klar, die dir gestellt wird: »Woher weißt du das?« Die beste Antwort hierfür ist, um nicht als seltsam abgestempelt zu werden, dass du es geraten hast. Die Fähigkeit, eine Situation aus der Ferne zu sehen, ist keine Fiktion, sondern eine absolute Realität.

Die **Energie** des sechsten Zentrums (Stirn-Chakra) entspricht der Farbfrequenz **Indigoblau** (Luftenergie).

Körperlicher Bezug	Das Gesicht mit Augen, Nase und Ohren plus Kleinhirn; Schlaf- und Biorhythmusregulierung.
Blockaden/Störungen	Ist das Dritte Auge blockiert, machen sich oft Sorgen, Ängste, Albträume und Stress breit – Pläne für die Zukunft zu schmieden, wird schwierig. Als Folge können sich Kopfschmerzen, Ohrensausen und Stimmungstiefs entwickeln. Auch Nebenhöhlenprobleme, Kopfschmerzen, Sehstörungen, Schnupfen und schnupfenähnliche Allergien, eine Verschlechterung der visuellen und auditiven Prozesse und des Gedächtnisses können die Folge sein.
Psychischer Bezug	Intuition und Sinn für Spirituelles.

Blockaden/Störungen	Sie zeigen sich in verzerrter Wahrnehmung, mangelnder Einsicht, Intoleranz, Mangel an Visionen, Gedankenkarussell.
Bei Aktivierung	Gutes Gedächtnis, viel Fantasie, geistige Klarheit und intuitives Wissen. Entwicklung des sogenannten sechsten Sinns. Wenn das Chakra sich wieder im Gleichgewicht befindet und die Blockaden gelöst werden, werden Gedächtnis- und Sehfunktionen verbessert und die Kreativität entwickelt sich.
Transformation des Chakras	Das sechste Zentrum löst sich nach dem Tod nicht auf. Die Energie dieses Zentrums wird gereinigt und existiert in der feinstofflichen Welt weiter.

Um das Stirn-Chakra zu stärken, gibt es folgende Möglichkeiten:

Im Alltag	Träume aufschreiben, zur Abwechslung Märchen und Fabeln lesen. Mal komplett in blauer Kleidung aus dem Haus gehen.
Mit Ernährung	Für dieses und auch für das siebte Chakra lassen sich nicht wirklich Ernährungsempfehlungen aussprechen, da sie nicht mit körperlichen, sondern mit geistigen Zuständen zu tun haben. So entspricht das Fasten den beiden oberen Chakras am ehesten.
Mit ätherischen Ölen	Jasmin, Minze, Zitronengras, Veilchen, Weihrauch, Basilikum.

DAS SIEBTE ZENTRUM (7. CHAKRA – KRONEN-CHAKRA)

Es befindet sich etwa eine Handbreit über dem Scheitel. Es ist das Zentrum des Gottesfunkens oder Geistes. Es kontrolliert und reguliert alle anderen Energiezentren, bringt die Elemente zusammen und verbindet uns mit den herabsteigenden Energien des Kosmos. In diesem Zentrum entwickelt sich das universelle Bewusstsein, die

Sanftmut und das Mitgefühl, wie auch die Lichterkenntnis. Ist das siebte Chakra im Ungleichgewicht, kann es zu **physischen und psychischen Störungen** kommen.

Die **Energie** dieses Zentrums entspricht der Farbfrequenz **Goldweiß**.

Körperlicher Bezug	Das Kronen-Chakra ist keinem bestimmten Organ, außer der Zirbeldrüse, zugeordnet und hat eine schützende Wirkung auf den gesamten Körper. Es beeinflusst den Schlaf-Wach-Rhythmus.
Blockaden/Störungen	Gefühle von innerer Leere, Unzufriedenheit und geistiger Erschöpfung können Anzeichen einer Lebenskrise und Gefühle des Mangels sein. Körperlich äußert sich eine Blockade durch eine Schwächung des Immunsystems und Schlafstörungen. Auch Parkinson, Epilepsie und Demenzerscheinungen stehen damit in Zusammenhang.
Psychischer Bezug	Verbindung zum Göttlichen, feste Verwurzelung.
Blockaden/Störungen	Auf psychischer Ebene macht sich ein unterentwickeltes oder blockiertes Kronen-Chakra bemerkbar als Gefühl der Entwurzelung, der Orientierungslosigkeit, der geistigen Leere. Manifestiert sich auch als Midlife-Crisis, oft auch Depressionen und Suizidneigung erkennbar.
Bei Aktivierung	Selbstverwirklichung, spirituelles Verständnis, tiefes inneres Glück, im Einklang mit sich selbst und der Welt sein. Ganzheitliche Heilung bis hin zu einer gewissen Erleuchtung.
Transformation des Chakras	Das siebte Zentrum löst sich nach dem Tod nicht auf. Die Energie dieses Zentrums wird gereinigt und existiert in der feinstofflichen Welt weiter.

Um das Kronen-Chakra zu stärken, gibt es folgende Möglichkeiten:

Im Alltag	Weite Aussichten suchen, wie zum Beispiel Bergsteigen und sich vor dem Selbst und anderen Lebewesen verneigen.
Durch Ernährung	Fasten – siehe 6. Chakra.
Mit ätherischen Ölen	Weihrauch, Rosenholz, Neroli.

DIE VERSCHIEDENEN AURASCHICHTEN

Die Aura besteht – analog zu den Chakras – aus sieben ineinander übergehende Hauptschichten. Sie durchdringt den physischen Körper und gibt ihm Struktur und Halt, wobei der physische Körper ein Resultat der Aura ist und nicht umgekehrt.

Die ersten drei Schichten der Aura bilden die stärkeren energetischen Substanzen, durch welche die Energie der materiellen Welt fließt. Die drei folgenden Schichten, mit der ihnen zugehörigen Energie, gehören zur geistigen Welt. Die siebte Auraschicht ist die Ebene des höheren Selbst, des höchsten Bewusstseins, die Ebene der Erkenntnis und der Integration unserer spirituellen und physischen Verfassung.

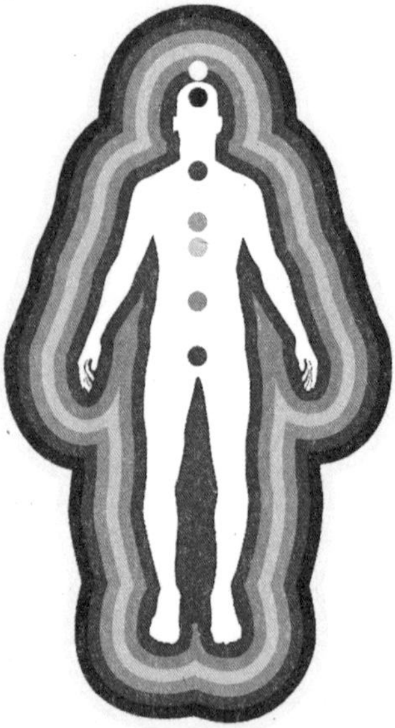

7. Chakra (Kronen-Chakra)
7. Auraschicht (Mentalleib der immateriellen Ebene)

6. Chakra (Stirn-Chakra)
6. Auraschicht (Emotionalleib der immateriellen Ebene)

5. Chakra (Kehlkopf-Chakra)
5. Auraschicht (Ätherleib der immateriellen Ebene)

4. Chakra (Herz-Chakra)
4. Auraschicht (Astralleib)

3. Chakra (Solarplexus)
3. Auraschicht (Mentalkörper)

2. Chakra (Sakral-Chakra)
2. Auraschicht (Emotionalkörper)

1. Chakra (Wurzel-Chakra)
1. Auraschicht (Ätherleib)

Der Ätherkörper (1. Auraschicht) ist ein Zustand zwischen Energie und Materie und besteht aus feinen Energielinien, die sich wie ein glitzerndes Lichtnetz über den Körper spannt, durch das die Lebensenergie fließt. Er hat die gleiche Struktur wie der physische Körper und gibt der Materie Halt.

Eigenschaften:

- Erkennbar als blau-gräuliche Farbfrequenz
- Erstreckt sich ca. 5 cm nach außen
- Ist mit dem bloßen Auge am leichtesten zu erkennen
- Steht in enger Verbindung zum Wurzel-Chakra
- Löst sich am dritten Tag nach dem Tod auf
- Repräsentiert den physischen Körper, Muskeln, Gewebe, Knochen usw.
- Steht in Verbindung mit physischen Empfindungen wie Schmerz und Lust
- Ist bei Sportlern und Menschen, die sehr aktiv sind, stärker und bei inaktiven Menschen oder Menschen mit geschwächtem Immunsystem schwächer ausgeprägt

---

Der Emotionalkörper (2. Auraschicht) steht mit dem Gefühlsleben in Verbindung, und emotionale Prozesse spielen eine auf- oder abbauende Rolle. Der Emotionalkörper folgt, so wie auch der ätherische Körper, dem Umriss des physischen Körpers, jedoch in einer weit fluideren Struktur. Er scheint aus farbigen, feinstofflichen Wolken zu bestehen. Klare Gefühle mit hoher Energie, wie Liebe, Freude oder Erregung zeigen sich in leuchtenden, Gefühle mit niedriger Energie, wie Ärger, Wut oder Trauer in trüben Farben.

Eigenschaften:

- Kann alle Farben des Regenbogens enthalten
- Erstreckt sich ca. 8 cm nach außen
- Ist dem Sakral-/Sexual-Chakra zugeordnet
- Löst sich am neunten Tag nach dem Tod auf
- Kann in Zeiten von emotionalem Stress schlammig oder trüb sein
- Der Zustand der Chakras lässt sich aus dieser Schicht leicht bestimmen

---

Der Mentalkörper (3. Auraschicht) erstreckt sich über den emotionalen Körper hinaus und besteht aus noch feineren Stoffen von Gedankenstrukturen, die mit rationalen Prozessen in Beziehung stehen. Seine Strukturlinien sind sehr fein, fast schleierartig. Dieses Licht wird bei Konzentration heller und dehnt sich aus. Der Mentalkörper enthält die Struktur unserer Ideen und ist überwiegend gelb. Die Gedankenformen sind jedoch mit zusätzlichen Farben überlagert, die von der emotionalen Ebene stammen.

Eigenschaften:

- Leuchtend gelbe Farbe
- Erstreckt sich ca. 8 bis 20 cm nach außen
- Pulsiert mit 20 Zyklen pro Minute
- Ist dem Solarplexus-Chakra zugeordnet.
- Löst sich am 40. Tag nach dem Tod des Menschen auf
- Strahlt oft am stärksten um den Kopf, den Nacken und die Schultern
- Ist stärker bei Menschen, die sich mit geistigen Aufgaben beschäftigen oder einen überaktiven Geist haben
- Bei einer kreativen Tätigkeit kann man auch farbige Funken aus dieser Schicht ausströmen sehen

Die Astralebene (4. Auraschicht) ist dem Herz-Chakra zugeordnet. Sie ist der Schmelztiegel, in dem alle Energie auf ihrem Weg von der materiellen Welt in die geistige Welt verwandelt wird. Sie besteht aus farbigen Wolken, die noch schöner sind als die des Emotionalkörpers und sind gewöhnlich mit rosa Licht durchtränkt. Das Herz-Chakra eines liebenden Menschen ist auf der astralen Ebene ganz mit grünrosa Licht gefüllt. In der vierten Auraschicht geschieht die Umwandlung von Materiellem zu Immateriellem, von neutraler Energie zur bedingungslosen Liebe zur gesamten Schöpfung, nicht nur zu einem Menschen.

Auf der astralen Ebene kann man zwischen Menschen rege Interaktionen beobachten. Obwohl sie sich in einer Gruppe vielleicht gar nicht zu bemerken scheinen, kommunizieren sie intensiv auf der Energieebene miteinander. Gehen Menschen Beziehungen zueinander ein, bilden sich energetische Bänder zwischen den Chakras. Bei Trennung zerreißen diese Bänder, was sehr schmerzhaft sein kann und wir zum Beispiel als Liebeskummer oder Trauer kennen.

Eigenschaften:

- Farbige, mit rosa und grün durchtränkte Wolken
- Erstreckt sich ca. 30 cm nach außen
- Ist dem Herz-Chakra zugeordnet
- Löst sich nach dem Tod nicht auf
- Stellt dar, wo wir unsere astralen Bänder mit anderen bilden
- Wird stärker durch liebevolle, intime Beziehungen
- Kann bei Trennungen oder Konflikten mit geliebten Menschen schwächer werden

Die ätherische Negativebene (5. Auraschicht) ist die sogenannte Blaupause, die alle Formen der physischen Ebene enthält und ähnlich aussieht wie das Negativ eines Fotos. Sie ist die vollkommene Form, in die sich der ätherische Körper hineinentwickelt und enthält die Struktur des gesamten Aurafeldes, der Chakras und des physischen Körpers. In dieser Ebene hat der Klang eine enorme schöpferische Kraft.

Zur ätherischen Negativebene gehört zudem der höhere Wille, der mit dem göttlichen Willen in Beziehung steht sowie die Kraft des Wortes, das Schaffen durch das Wort, das Zuhören und die Übernahme von Verantwortung für unser Handeln.

Eigenschaften:

- Die Blaupause ähnelt einem Fotonegativ und kann in der Farbe variieren
- Erstreckt sich ca. 70 cm nach außen
- Ist dem Hals-Chakra zugeordnet
- Löst sich nach dem Tod nicht auf
- Repräsentiert die gesamte Blaupause des Körpers, der auf der physischen Ebene existiert
- Beinhaltet alles, was Sie auf dieser physischen Ebene erschaffen, einschließlich Ihrer Identität, Persönlichkeit und Gesamtenergie
- Wird geheilt und gestärkt, indem man seine Wahrheit ausdrückt und weiß, wer man wirklich ist

---

Der himmlische Körper (6. Auraschicht) ist der emotionale Aspekt der Geistesebene, auf der wir geistige Ekstase erleben. Durch Meditation und andere Transformationsmethoden können wir auf diese Ebene gelangen. Hier ist der Ort der kosmischen Liebe, welche den Bereich, den wir als Liebe bezeichnen, weit überschreitet. Hier erkennen wir alle Lebensformen als eine Schöpfung der Quelle oder Gottes. Wenn wir an dem Punkt gekommen sind, an dem wir wissen, dass wir mit dem ganzen Universum verbunden sind, wenn wir in allem Licht und Liebe sehen, dann haben wir unser Bewusstsein auf die sechste Ebene angehoben.

Eigenschaften:

- Perlweiß in der Farbe
- Erstreckt sich ca. 60 bis 80 cm nach außen
- Ist dem Stirn-Chakra zugeordnet
- Löst sich nach dem Tod nicht auf
- Trägt eine sehr starke und kraftvolle Schwingung in sich
- Repräsentiert die Verbindung zum Göttlichen und zu allen anderen Wesen
- Fließen von bedingungsloser Liebe und Gefühle des Eins-Seins
- Personen mit einer starken 6. Auraschicht können die Fähigkeit besitzen, mit der Geisterwelt zu kommunizieren und Engelbotschaften zu empfangen
- Kann mit bedingungsloser Liebe geheilt werden

Der ketherische Negativkörper (7. Auraschicht) ist der mentale Aspekt der Geistebene. Auf diese Ebene haben wir unser Bewusstsein auf die Ebene der Quelle/Gottes gehoben. Der Umriss der siebten Ebene bildet die Eiform der Aura. Hier tritt der Hauptkraftstrom in Erscheinung, der die Wirbelsäule hinauf- und hinunterläuft und den ganzen Körper mit Energie versorgt. Auf der ketherischen Ebene zeichnen sich die Spuren der vergangenen Leben ab. Sie enthält den Lebensplan und ist die letzte Ebene, die mit dieser Inkarnation in direktem Zusammenhang steht.

Eigenschaften:

- Goldweiß in der Farbe
- Erstreckt sich ca. 100 cm nach außen
- Ist dem Kronen-Chakra zugeordnet
- Löst sich nach dem Tod nicht auf
- Repräsentiert das Gefühl, eins mit dem Universum zu sein
- Enthält alle Informationen über die Seele und frühere Lebenszeiten
- Goldfarbene Farbe
- Pulsiert schnell
- Wenn diese Ebene stark ist, gibt sie uns die Fähigkeit, uns dem Pfad des Schöpferischen hinzugeben und kann helfen, übersinnliche Fähigkeiten zu verbessern.

Jeder von uns kann lernen, die Aura zu sehen. Wenn wir unser Sehvermögen gut genug entwickeln, werden wir bald in der Lage sein, nicht nur die silberne Lichthülle der ersten Schicht zu erkennen, sondern auch die Farben der restlichen Schichten, welche aus den sieben Farben der Energiezentren bestehen.

Alle Energiezentren und Auraschichten sind miteinander verbunden und bedingen einander. Eine energetische oder informelle Dysbalance in einem Zentrum oder einer Schicht hat demnach Auswirkungen auf alle anderen Bereiche, und wenn das eine oder andere vorherrscht (energetisch oder informell), dann nimmt das Farbschema einen bestimmten Farbton an, je nachdem, welcher von ihnen vorherrscht. Die Vorherrschaft von negativen Informationen oder Energien bringt jedoch nicht nur eine bestimmte Farbnuance in den Körper, sondern auch ein Ungleichgewicht, das seine Integrität stört.

ÜBUNG: AKTIVIEREN EINZELNER CHAKRAS DURCH DIE SPIRALEN

Diese Übung hilft dir, die Energie deiner Chakras gezielt zu verstärken und zu harmonisieren. Durch die Visualisierung von Spiralen an verschiedenen Chakras kannst du die Energieflüsse in deinem Körper aktivieren und ausbalancieren. Folge den unten stehenden Schritten, um diese kraftvolle Technik zu nutzen.

Schritt 1: Vorbereitung

Setze oder lege dich in eine bequeme Position und schließe die Augen.

Zentriere dein Bewusstsein auf das Chakra, das du unterstützen möchtest.

Stelle dir die Farbe dieses Chakras vor – zum Beispiel Hellblau für das Hals-Chakra oder Hellgelb für den Solarplexus.

Schritt 2: Visualisierung der Spirale

Sobald du dich in die Farbe des Chakras eingetaucht fühlst, beginne zu visualisieren, wie sich im Zentrum des Chakras eine Spirale in dieser Farbe bildet.

Lasse die Spirale sich langsam bewegen und breiter werden. Visualisiere, wie sie sich von deinem Körper weg in die Atmosphäre ausdehnt.

Beobachte sorgfältig, was geschieht, während die Spirale wächst und die Energie des Chakras verstärkt.

Schritt 3: Zurückziehen der Spirale

Wenn du spürst, dass die Spirale ihre maximale Ausdehnung erreicht hat und das Chakra ausreichend energetisiert ist, beginne, die Spirale langsam wieder in das Chakra zurückzuziehen.

Visualisiere dabei, wie die Spirale ihre Energie im Chakra konzentriert und die Heilung und das Gleichgewicht verstärkt.

Schritt 4: Erdung

Um die Übung abzuschließen und dich wieder zu erden, stelle dir vor, wie deine Beine in ein schützendes Goldbraun gehüllt werden.

Diese Visualisierung hilft dir, die Verbindung zur Erde wiederherzustellen und die aktivierte Energie sicher in deinem Körper zu verankern.

Schritt 5: Der Empfang von Informationen

Während du diese Übung durchführst, achte darauf, ob du Informationen empfängst – sei es in Form von plötzlichen Erkenntnissen, Bildern oder Gedanken.

Diese Informationen können sofort bewusst werden oder sich später, vielleicht sogar im Traumzustand, offenbaren.

Es ist normal, noch Tage nach der Übung kurze Informationsblitze oder Szenen wahrzunehmen.

Schritt 6: Anwendung auf alle Chakras

Du kannst diese Spiralentechnik an allen Chakras ausprobieren, um deren Energie zu verstärken und zu harmonisieren.

Es gibt keine feste Reihenfolge, die du einhalten musst; achte nur darauf, die richtige Farbe für jedes Chakra zu verwenden.

Optional: Entspannung und Regeneration

Du kannst diese Übung auch als eine Form der Entspannung nutzen. Sie schärft nicht nur dein Bewusstsein, sondern kann auch eine tiefe, regenerierende Wirkung auf deinen Körper haben.

Wenn du diese Übung regelmäßig praktizierst, schaffst du einen Raum der Heilung und des inneren Friedens, der dir sowohl körperlich als auch geistig zugutekommen wird.

DIE KUNST DES REINIGENS UND ENERGETISIERENS – GRUNDLAGEN DER ENERGETISCHEN HEILUNG

In der Welt der energetischen Heilung gibt es zwei fundamentale Konzepte, die das Herzstück jeder Behandlung bilden: Reinigen und Energetisieren. Diese Begriffe sind weit mehr als nur technische Ausdrücke; sie beschreiben den Prozess, durch den Heilung auf einer tiefen, energetischen Ebene initiiert wird.

Was bedeutet Reinigen?

Reinigen ist der erste und oft entscheidende Schritt in der energetischen Heilung. Als Energetiker oder Heilerin kannst du deine Hände über den erkrankten Bereich führen und dabei linkskreisende Handbewegungen ausführen. Während du dies tust, visualisierst und spürst du energetisch, wie du mit deinen Fingern oder Handflächen Blockaden, Disharmonien oder negative Energien aus dem betroffenen Bereich herausziehst. Die von dir bestimmte Farbfrequenz hilft dabei, diese negativen Energien zu lösen und zu entfernen, sodass der Bereich gereinigt wird.

Eine weitere Möglichkeit, das Reinigen durchzuführen, ist die mentale Vorstellung einer linkskreisenden Energiespirale. Diese Spirale, die du mit der von dir bestimmten Farbfrequenz erfüllst, bewegt sich über den erkrankten Bereich und zieht alle Blockaden oder Disharmonien heraus. Auf diese Weise wird der Bereich energetisch gereinigt, ohne dass physischer Kontakt notwendig ist.

Was bedeutet Energetisieren?

Nach dem Reinigen folgt das Energetisieren, ein ebenso wichtiger Schritt, um Heilung anzuregen. Als Energetiker oder Heilerin führst du deine Hände mit rechtskreisenden Bewegungen über den erkrankten Bereich. Währenddessen visualisierst du, wie aus deinen Handflächen die benötigte Farbfrequenzenergie fließt. Diese Energie dringt tief in den erkrankten Bereich ein, durchflutet ihn und füllt ihn mit neuer Lebenskraft. Durch diesen Prozess wird der Bereich energetisiert und die Heilung unterstützt.

Alternativ kannst du dir auch mental vorstellen, wie die Farbfrequenzenergie rechtsdrehend in den zu behandelnden Bereich einfließt. Auch hier durchdringt die Energie den erkrankten Bereich, bringt Balance und fördert die Regeneration.

HINWEIS: Wir möchten an dieser Stelle noch einmal betonen, dass bei allen Erkrankungen immer ein Arzt hinzugezogen werden sollte. Die energetischen Heilmethoden, wie das Reinigen und Energetisieren, dienen dazu, den Heilungsverlauf zu unterstützen und zu beschleunigen. Sie ersetzen jedoch nicht die medizinische Behandlung, sondern ergänzen sie auf kraftvolle Weise.

Interessanterweise gibt es in England seit den 1960er-Jahren in einigen Krankenhäusern Heilerinnen und Energetiker, die Patienten energetisch behandeln. Diese Behandlungen zielen darauf ab, das Immunsystem zu aktivieren, den Heilungsprozess zu beschleunigen und die emotionale Harmonie der Patienten zu fördern. Diese Praxis zeigt, dass die energetische Heilung einen wertvollen Beitrag zur ganzheitlichen Medizin leisten kann.

Indem du die Prinzipien des Reinigens und Energetisierens verstehst und anwendest, kannst du tiefgreifende Veränderungen in deinem eigenen Leben und dem Leben anderer herbeiführen. Diese Techniken sind Werkzeuge, die, wenn sie mit Achtsamkeit und Respekt angewendet werden, die Heilung auf allen Ebenen des Seins unterstützen können.

Im Folgenden führen wir dich durch eine strukturierte Anleitung, wie du deine Energie auf einfache und wirksame Weise reinigen und ausbalancieren kannst. Diese Methoden sind ideal, um inneren Frieden zu fördern und dein Wohlbefinden zu steigern.

ÜBUNG: EINSTIMMUNG IN EINE ENERGETISCHE BEHANDLUNG

1. Einstimmung und Ausbalancieren der Gehirnhälften

Beginne mit einigen tiefen, reinigenden Atemzügen, um dich zu entspannen und zu zentrieren. Konzentriere dich dann auf die Mitte deiner Stirn, genau dort, wo die Zirbeldrüse sitzt. Visualisiere ein imaginäres »T« zwischen deinen Gehirnhälften. Überprüfe, ob der waagerechte Strich des »T« exakt waagerecht ist und ob der senkrechte Strich gerade steht. Stelle dir vor, wie du dieses »T« gerade richtest, um deine Gehirnhälften auszubalancieren. Abschließend drücke einen imaginären Knopf, um die Balance zu sichern.

2. Schwingungserhöhung durch Licht

Setze dich bequem hin und atme tief ein. Visualisiere, wie lebendiges Licht in deine Wirbelsäule strömt. Stelle dir vor, dass dieses Licht deine Wirbelsäule von innen erleuchtet und sich über deinen Kopf und unter deinen Füßen ausdehnt. Lasse das Licht sich in deinen ganzen Körper ausbreiten, jede Zelle, deine DNA und jedes Atom durchflutend und reinigend. Wähle eine Lichtfarbe, die dir besonders zusagt, sei es Gold, Weiß oder Violett. Fühle, wie das Licht deine Energie verschönert und erhöht.

3. Schutzaufbau durch eine energetische Sphäre
Nachdem du dein System gereinigt und mit Licht erfüllt hast, visualisiere eine eiförmige Sphäre um dich herum. Diese Sphäre sollte sich über deinen Kopf und unter deinen Füßen ausdehnen. Fülle diese Sphäre mit einer Farbe deiner Wahl, die heute dein Wohlbefinden unterstützt. Diese Visualisierung dient als dein energetischer Schutz.

4. Verbindung mit der universellen Energie
Um den Prozess abzuschließen, stelle eine Verbindung durch deine Absicht und deinen Willen mit der universellen Quellenenergie oder dem Schöpfer allen Seins her. Füge in Gedanken hinzu, dass diese energetische Behandlung zum Wohle aller geschehen möge.

Nach diesen Vorbereitungen bist du nun bereit, mit der Aurabehandlung zu beginnen.

SCHRITTE ZUR ENERGETISCHEN AURABEHANDLUNG

Dieses Kapitel bietet eine detaillierte Anleitung zur Durchführung einer energetischen Aurabehandlung, einer Methode, um die energetischen Felder um den menschlichen Körper herum zu reinigen und zu harmonisieren. Folge diesen Schritten, um die Aura deines Klienten zu klären und dessen energetisches Wohlbefinden zu unterstützen.

1. Erdung

Beginne die Behandlung, indem du dich erdest. Stelle dir vor, wie sich eine goldbraune Energiefrequenz von deinen Fußsohlen bis zu deinen Knien ausbreitet. Diese hilft dir, während der gesamten Sitzung stabil und geerdet zu bleiben.

2. Kronen-Chakra-Aktivierung

Visualisiere das Spiralenmuster deines Kronen-Chakras. Nimm wahr, wie silbrig-goldene Energie in dein Kronen-Chakra einströmt und sich von dort aus in deinem ganzen Körper bis hinunter zu den Fußsohlen verteilt. Achte während dieses Vorgangs auf langsames und bewusstes Atmen.

3. Reinigung

Atme die silbrig-goldene Energie durch die Nase ein, sodass sie deinen ganzen Körper flutet. Atme dann über den Mund alle Belastungen aus. Wiederhole diesen Vorgang, bis die ausgeatmete Energie dieselbe silbrig-goldene Farbe wie das Kronen-Chakra aufweist. Nun ist dein Körper gereinigt.

4. Positionierung

Stelle dich an den Kopf deines Klienten, um mit der direkten Aurabehandlung zu beginnen.

5. Energiefluss

Durch deine Absicht und deinen Willen lasse Heilfrequenzen über deine Fußsohlen, das Wurzel-Chakra und das Kronen-Chakra in dich hineinfließen, bis du die Energie in deinen Handflächen spürst.

6. Behandlung der ersten Auraschicht (Ätherkörper)

Konzentriere dich auf den Ätherkörper, nimm intuitiv Belastungen wahr und sende einen goldenen Strahl aus deinem Herzen und deinen Handflächen, bis diese Schicht von allen Disharmonien befreit ist.

7. Behandlung der zweiten Auraschicht (Emotionalkörper)

Fokussiere dich auf den Emotionalkörper, erkenne Belastungen und sende einen goldenen Strahl, durchsetzt mit Hellrosa und Hellblau, bis auch diese Schicht harmonisiert ist.

8. Behandlung der dritten Auraschicht (Mentalkörper)

Konzentriere dich auf den Mentalkörper, nimm Belastungen wahr und sende einen starken hellgoldenen Strahl, bis diese Schicht gereinigt ist.

9. Behandlung der vierten Auraschicht (Astralkörper)

Fokussiere auf den Astralkörper, erkenne Belastungen und sende einen golden-silbrigen Strahl, bis auch diese Schicht frei von Disharmonien ist.

10. Behandlung der höheren Auraschichten (5., 6., und 7. Schicht)

Konzentriere dich gleichzeitig auf die höheren Schichten, nimm Belastungen wahr und sende einen hellvioletten Strahl, bis alle diese Schichten vollständig harmonisiert sind.

11. Stärkung der äußeren Aura

Verstärke zum Abschluss die äußere Aura deines Klienten mit einem hellweiß-violetten Licht, um die Heilung zu versiegeln und zusätzlichen Schutz zu bieten.

12. Fortsetzung der Behandlung

Fahre nun mit weiteren, speziell auf deinen Klienten abgestimmten Heiltechniken fort.

Diese Schritte bilden eine umfassende Anleitung zur Durchführung einer energetischen Aurabehandlung. Sie sind so gestaltet, dass sie leicht zu verstehen und umzusetzen sind, um optimale Ergebnisse in der energetischen Heilarbeit zu erzielen.

DIE VERBORGENE BOTSCHAFT DEINER RÜCKENSCHMERZEN

Dein Körper spricht zu dir, jeden Tag, jede Minute. Und manchmal schickt er dir ein deutliches Signal: Rückenschmerzen. Vielleicht kennst du es schon – das Ziehen im unteren Rücken, das Stechen, das sich bis ins Bein ausbreiten kann – Ischias. Oder der Druck auf deine Bandscheiben, der dich zwingt innezuhalten. Aber was, wenn ich dir sage, dass diese Schmerzen mehr als nur physische Symptome sind? Was, wenn sie eine tiefere Botschaft deiner Seele tragen? In Deutschland leiden nach neuesten Studien etwa 60 bis 80 Prozent der Erwachsenen mindestens einmal in ihrem Leben unter Rückenschmerzen. Die Verbindung zwischen physischem Schmerz und emotionaler Belastung ist in der psychosomatischen Medizin gut dokumentiert, doch im Kontext von Energieheilung und Spiritualität betrachten wir diese Verbindung auf einer noch tieferen Ebene.

Nehmen wir den Bandscheibenvorfall – oft eine direkte Folge von lang anhaltendem Stress und emotionaler Unterdrückung. Dein Körper manifestiert durch den physischen Schmerz emotionale Verletzungen, die du vielleicht gar nicht wahrgenommen hast. Es ist, als würde deine innere Welt sagen: »Schaue hin! Fühle! Verstehe!« Diese Schmerzen fordern dich auf, nicht nur deinen Körper, sondern auch deine emotionale und spirituelle Gesundheit zu heilen. Ischias ist ein weiteres Beispiel, wie emotionale Überlastung und Stress sich körperlich ausdrücken können. Der Schmerz, der entlang des Ischiasnervs verläuft, könnte ein Symbol für »nicht weitergehen können« sein, eine Blockade, die dich daran hindert voranzukommen.

Hier zeigt sich, wie eng physische Symptome mit Lebenssituationen verbunden sein können, die als unerträglich oder festgefahren empfunden werden.

Die energetische Ebene dieser Beschwerden ist besonders faszinierend. Jeder Schmerz, jede Verspannung in deinem Körper ist verknüpft mit einem bestimmten Energiezentrum, das möglicherweise aus dem Gleichgewicht geraten ist. Beobachte, wann und unter welchen Umständen die Schmerzen auftreten.

- ***Welche Emotionen sind präsent?***
- ***Gibt es wiederkehrende Gedankenmuster oder Überzeugungen, die sich wie ein roter Faden durch dein Leben ziehen?***

Diese Selbstreflexion ist der erste Schritt, um die Botschaften deines Körpers zu entschlüsseln.

Energetische Behandlungstechnik für Rückenschmerzen, Bandscheibenvorfälle und Ischias

Im Folgenden führen wir dich durch eine detaillierte energetische Behandlung, speziell ausgerichtet auf die Linderung von Rückenschmerzen, Bandscheibenvorfällen und Ischiasbeschwerden. Diese Technik nutzt Farbfrequenzen zur Reinigung und Stärkung verschiedener Körperbereiche und Chakras, um das energetische Gleichgewicht wiederherzustellen und Schmerzen zu lindern.

AURAREINIGUNG

Beginne die Sitzung mit einer allgemeinen Aurareinigung, um das energetische Feld vorzubereiten.

REINIGUNG DER WIRBELSÄULE

1. Wirbelsäule reinigen

Visualisiere eine hellgrüne Farbfrequenz, die von deinen Fußsohlen bis zu deinen Knien strömt und sich dann entlang der Wirbelsäule vom Atlas bis zum Steißbein ausbreitet.

---

2. Detaillierte Reinigung

Stelle dir vor, wie aus deinen Fingern eine hellgrüne Schwingung austritt, die in den ersten Halswirbel einfließt, diesen durchdringt und dann mit linkskreisenden Bewegungen die Belastungen aus jedem Wirbel zieht. Wiederhole diesen Vorgang entlang der gesamten Wirbelsäule.

REINIGUNG UND ENERGETISIERUNG DES SOLARPLEXUS-CHAKRAS

3. Solarplexus-Chakra reinigen

Reinige das vordere und rückseitige Solarplexus-Chakra mit einer weißen Farbfrequenz.

---

4. Energetisierung des Solarplexus-Chakras

Nutze eine hellblaue Farbfrequenz und anschließend eine hellviolette Farbfrequenz, eingeführt durch rechtskreisende Handbewegungen.

WEITERE CHAKRA- UND ORGANBEHANDLUNGEN

5. Leber reinigen

Wende die gleiche Methode mit weißer Farbfrequenz auf die Leber an.

6. Herz-Chakra reinigen

Reinige das vordere und rückseitige Herz-Chakra mit hellgrüner Farbfrequenz.

7. Energetisierung des Herz-Chakras

Verwende die hellgrüne und anschließend die hellviolette Farbfrequenz, um das rückseitige Herz-Chakra zu energetisieren.

8. Herz-Chakra verstärken

Vergrößere das Herz-Chakra durch Absicht und Willen.

VERSTÄRKUNG DER WIRBELSÄULE UND DES LENDENBEREICHS

9. Reinigung der Wirbelsäule und des Lendenbereichs

Beginne mit hellgrüner und fahre fort mit helloranger Farbfrequenz.

10. Energetisierung der Wirbelsäule

Energetisiere die Wirbelsäule vom Atlas bis zum Steißbein zuerst mit hellgrüner, dann mit hellblauer und schließlich mit hellgelber Farbfrequenz. Denke daran, dass »Hellgelb das Gewebe stärkt«.

BEHANDLUNG DER UNTEREN CHAKRAS

11. Wurzel-Chakra reinigen und energetisieren

Verwende eine hellrote Farbfrequenz für die Reinigung und anschließende Energetisierung.

12. Nabel-Chakra reinigen

Nutze eine weiße Farbfrequenz für das Nabel-Chakra.

13. Abschluss

Beende die Behandlung, indem du sicherstellst, dass alle behandelten Bereiche harmonisiert und energiegeladen sind.

Diese schrittweise Anleitung ermöglicht es dir, gezielt energetische Behandlungen zur Unterstützung bei Rückenschmerzen, Bandscheibenvorfällen und Ischias durchzuführen. Diese Techniken sollen helfen, Schmerzen zu lindern und das allgemeine Wohlbefinden zu fördern.

Das Knochengerüst, die Muskeln, Haare und Zähne werden hauptsächlich über das Wurzel-Chakra und die Neben-Chakras der Arme und Beine mit Energie versorgt. Ebenso steht das Wurzel-Chakra mit dem Stirn-Chakra in Verbindung. Lang andauernde negative Gedanken und Gefühle führen durch energetische Verschmutzung zu Fehlfunktionen der Chakras, und somit kann die benötigte Energieversorgung des Körpers nicht stattfinden.

DIE STIMME HINTER DEM SCHWEIGEN – KREBS UND SEINE BOTSCHAFTEN

Ein Tumor, Krebs – Worte, die niemand hören möchte, doch sie tragen oft tiefe, unentdeckte Botschaften über unser Leben und unsere Seele. Was, wenn diese Erkrankungen mehr als nur eine körperliche Anomalie sind? Was, wenn sie eine Einladung sind, tiefer in unsere eigene Geschichte, unsere Emotionen und unsere spirituelle Existenz einzutauchen?

In Deutschland sind Krebserkrankungen die zweithäufigste Todesursache, mit jährlich über 400.000 neuen Fällen. Diese Zahlen sind mehr als Statistiken; sie sind Spiegel von Leben, von Geschichten, von ungelösten Konflikten und unterdrückten Emotionen, die oft im Verborgenen schwelen. Aus psychosomatischer Sicht betrachtet, geht man oft davon aus, dass Krebs mit ungelebtem Leben, unterdrückten Gefühlen und nicht ausgedrückten Wahrheiten in Verbindung steht. Jeder Tumor, jede Zelle, die außer Kontrolle gerät, könnte eine metaphorische Darstellung von etwas sein, das in unserem emotionalen oder spirituellen Leben nicht beachtet wurde. Es ist, als ob der Körper sagt: »Achtung, hier stimmt etwas nicht. Schaue hin, kümmere dich darum.«

Diese Krankheiten fordern uns heraus, auf einer tieferen Ebene zu reflektieren:

- ***Was in meinem Leben wurde nicht angesprochen?***
- ***Welche Traumata oder Konflikte wurden nie gelöst?***

Krebs bringt oft eine tiefe Auseinandersetzung mit dem Selbst, eine Konfrontation mit dem, was wir vielleicht am meisten fürchten: unsere eigene Vergänglichkeit und die Echtheit unserer Existenz. Die energetische Ebene bei Krebs ist ebenso faszinierend. In unserer Welt der Energieheilung wissen wir, dass jede Krankheit nicht nur eine physische, sondern auch eine energetische Dimension hat. Ein Ungleichgewicht in unseren energetischen Feldern kann sich manifestieren in der schwersten Form – als Krebs.

Aber wie gehen wir mit dieser Erkenntnis um? Der erste Schritt besteht darin, die eigenen Lebensumstände zu betrachten. Welche Bereiche deines Lebens fühlen sich unausgeglichen oder unterdrückt an? Beginne, diese Bereiche zu erforschen, und öffne dich für Veränderungen, die zu einer tieferen Heilung führen können. Krebs mag eine der härtesten Diagnosen sein, die man erhalten kann, doch er trägt auch das Potenzial in sich, als großer Lehrmeister zu fungieren. Er fordert uns auf, unser authentischstes Selbst zu leben, jeden Tag als Geschenk zu sehen und jeden Moment voll auszuschöpfen.

Energetische Behandlungstechniken für Tumore und Krebs

Im Folgenden erörtern wir eine spezialisierte energetische Behandlung, die gezielt auf die Unterstützung des Energieflusses in Körpern, die von Tumoren oder Krebserkrankungen betroffen sind, gerichtet ist. Diese Methode zielt darauf ab, ein robustes Energiesystem zu fördern, welches essenziell für den Heilungsprozess ist.

1. Energetische Aurabehandlung:

Beginne jede Sitzung mit einer umfassenden Aurabehandlung, um das energetische Feld des zu Behandelnden zu reinigen und vorzubereiten. Diese initiale Reinigung ist grundlegend, um die nachfolgenden energetischen Prozesse zu optimieren.

2. Reinigung und Energetisierung des Stirn-Chakras

Reinigung: Wechsele bei der Reinigung des Stirn-Chakras ab zwischen einer hellgrünen und einer hellvioletten Farbfrequenz.
Energetisierung: Anschließend energetisiere sanft mit einer hellen elektrisch-violetten Farbfrequenz, um die kognitive und intuitive Funktion zu stärken.

3. Reinigung und Energetisierung des Herz-Chakras

Reinigung: Säubere das vordere und rückseitige Herz-Chakra mit einer hellgrünen Farbfrequenz.
Energetisierung: Verstärke anschließend das Herz-Chakra mit einer hellen elektrisch- violetten Farbfrequenz, um die emotionale Balance und den Energiefluss zu fördern.

4. Reinigung von Solarplexus-Chakra und Leber

Reinigung: Reinige das vordere und rückseitige Solarplexus-Chakra sowie die Leber mit einer Mischung aus hellgrüner und weißer Farbfrequenz, um negative Energie und Toxine zu entfernen.

5. Energetisierung des Solarplexus-Chakras

Energetisierung: Nutze eine Kombination aus hellgrüner, hellvioletter und hellblauer Farbfrequenz, um das Solarplexus-Chakra zu energetisieren und das Selbstvertrauen sowie die innere Stärke zu verbessern.

6. Reinigung und Energetisierung des Wurzel-Chakras

Reinigung: Reinige das Wurzel-Chakra mit einer Mischung aus hellgrüner und helloranger Farbfrequenz.
Energetisierung: Anschließend energetisiere das Wurzel-Chakra mit weißer Farbfrequenz, um die Grundlage für Stabilität und Sicherheit zu festigen.

---

7. Behandlung des betroffenen Bereichs

Reinigung: Reinige den von Tumoren oder Krebs betroffenen Bereich gründlich mit einer Mischung aus hellgrüner und hellvioletter Farbfrequenz.
Energetisierung: Energetisiere sanft mit den gleichen Farbfrequenzen. Platziere mental einen olivfarbenen Tetraeder direkt im Tumor, um die Heilfrequenzen gezielt zu konzentrieren.

---

8. Beendigung der Behandlung

Beende die Behandlung, indem du sicherstellst, dass alle gereinigten und energetisierten Bereiche harmonisiert sind und das energetische Feld gestärkt ist.

Diese Behandlungstechnik kombiniert verschiedene energetische Reinigungs- und Energetisierungsverfahren, die speziell darauf abzielen, die Heilung bei Krebs- und Tumorerkrankungen zu unterstützen. Beachte spezielle Vorsichtsmaßnahmen, wie die Vermeidung von orangener und roter Farbfrequenz im Bereich der oberen Brust sowie die korrekte Handhabung dieser Frequenzen, um die Sicherheit und Effektivität der Behandlung zu gewährleisten.

Die Entstehung eines Tumors kann auf physischer, feinstofflicher oder emotionaler Ebene liegen. Ein langjähriges Aufstauen negativer Gefühle kann zu Stauungen im Körper führen, die die Zellkommunikation stören und abnormales Zellwachstum begünstigen können.

DAS FLÜSTERN DES LEBENSSTROMS – BOTSCHAFTEN DES BLUTES

Dein Blut, dieser unermüdliche Lebensstrom, trägt Geheimnisse in sich, die tief in deinen Zellen verborgen liegen. Erkrankungen des Blutes, wie Leukämie oder Anämie, sind nicht nur physische Zustände, sondern tragen ebenfalls emotionale und spirituelle Botschaften in sich.

Aus psychosomatischer Sicht könnten Bluterkrankungen mit inneren Konflikten und unverarbeiteten Emotionen zusammenhängen. So könnte eine Anämie darauf hinweisen, dass du dich kraftlos oder ausgezehrt fühlst, möglicherweise als Ergebnis davon, dass du zu viel gegeben und zu wenig empfangen hast. Leukämie könnte ähnlich tiefgreifende emotionale Ursachen haben, etwa das Gefühl, innerlich zu kämpfen oder von etwas überwältigt zu sein, das sich außerhalb deiner Kontrolle befindet.

Auf energetischer Ebene repräsentiert das Blut das Leben selbst und die Art und Weise, wie Lebensenergie – oder Qi – durch unseren Körper fließt. Ein Ungleichgewicht in dieser Energie kann sich somit direkt auf die Gesundheit deines Blutes auswirken.

Wie also kannst du diese Erkenntnisse nutzen? Der erste Schritt ist, auf die Signale deines Körpers zu hören. Beachte, unter welchen Umständen Symptome auftreten:

- ***Gibt es bestimmte Muster, Situationen oder Emotionen, die mit dem Aufkommen von Symptomen zusammenhängen?***

Erkrankungen des Blutes sind mehr als nur medizinische Zustände; sie sind auch spirituelle Herausforderungen, die uns auffordern, tiefer in uns selbst zu schauen und die Qualität unseres Lebens zu überdenken.

Energetische Behandlungstechniken für Erkrankungen des Blutes

Im Folgenden wirst du durch eine spezifische energetische Behandlung geführt, die sich auf Erkrankungen des Blutes konzentriert. Diese Methode verwendet Farbfrequenzen zur Reinigung und Energetisierung verschiedener Körperbereiche und Chakras, um die Blutqualität zu verbessern und das energetische Gleichgewicht zu fördern.

1. Auraheilung

Starte die Behandlung stets mit einer grundlegenden Auraheilung, um das energetische Feld zu klären und für die folgenden Schritte vorzubereiten.

---

2. Reinigung des Wurzel-Chakras

Reinigung: Wechsele bei der Reinigung des Wurzel-Chakras zwischen hellgrüner und helloranger Farbfrequenz.

---

3. Energetisierung des Wurzel-Chakras

Energetisierung: Verwende eine hellrote Farbfrequenz, um das Wurzel-Chakra zu energetisieren.

4. Reinigung der Arme und Beine

Reinigung: Reinige die Arme und Beine mit weißer Farbfrequenz, konzentriere dich dabei besonders auf die Arm- und Bein-Neben-Chakras.

5. Energetisierung der Arme und Beine

Energetisierung: Nutze eine hellrote Farbfrequenz, um Arme und Beine zu energetisieren.

6. Reinigung des Herz-Chakras

Reinigung: Säubere das vordere und mental das rückseitige Herz-Chakra mit weißer Farbfrequenz.

7. Energetisierung des Herz-Chakras

Energetisierung: Energetisiere mental das rückwärtige Herz-Chakra zunächst mit hellgrüner und dann mit hellroter Farbfrequenz.

8. Reinigung des Nabel-Chakras und Unterbauchs

Reinigung: Verwende eine weiße Farbfrequenz, um das Nabel-Chakra und den Unterbauch zu reinigen.

9. Energetisierung des Nabel-Chakras

Energetisierung: Energetisiere das Nabel-Chakra abwechselnd mit hellgrüner und dann mit hellroter Farbfrequenz.

10. Reinigung des Solarplexus-Chakras und der Leber

Reinigung: Säubere das vordere und mental das rückseitige Solarplexus-Chakra sowie die Leber mit weißer Farbfrequenz.

11. Energetisierung des Solarplexus-Chakras

Energetisierung: Verwende eine hellgrüne und dann eine hellviolette Farbfrequenz für das Solarplexus-Chakra.

12. Reinigung des Milz-Chakras

Reinigung: Reinige das vordere und mental das rückseitige Milz-Chakra sehr sanft mit weißer Farbfrequenz.

13. Energetisierung des Milz-Chakras

Energetisierung: Energetisiere sehr vorsichtig mit weißer Farbfrequenz das Milz-Chakra.

14. Reinigung des Stirn-Chakras

Reinigung: Reinige das Stirn-Chakra mit hellvioletter Farbfrequenz.

15. Energetisierung des Stirn-Chakras

Energetisierung: Energetisiere das Stirn-Chakra zuerst mit hellgrüner und anschließend mit hellvioletter Farbfrequenz.

16. Beendigung der Behandlung

Schließe die Behandlung ab und stelle sicher, dass alle energetischen Anpassungen harmonisiert sind. Diese Behandlung sollte dreimal wöchentlich durchgeführt werden, um eine optimale Wirkung zu erzielen und die Blutqualität effektiv zu verbessern. Sie berücksichtigt die zentrale Rolle von Solarplexus-Chakra, Leber, Magen und Milz bei der Beeinflussung der Blutqualität sowie die Reinigungsfunktion von Leber, Milz, Nieren und Dickdarm bei der Blutreinigung.

DIE UNERWARTETE BOTSCHAFT – ERBRECHEN UND DURCHFALL

Hast du schon einmal darüber nachgedacht, dass dein Körper seine eigene Sprache spricht, insbesondere in Momenten des Unbehagens? Erbrechen und Durchfall sind vielleicht einige der deutlichsten Zeichen, die er uns gibt.

Erbrechen kann metaphorisch als ein Akt des Loslassens verstanden werden. Es tritt auf, wenn dein Körper oder dein Geist etwas erlebt, das er nicht »verdauen« kann, sei es Essen oder eine emotionale Erfahrung. Es ist eine direkte Aufforderung, das loszulassen, was dir nicht mehr dient, was dich belastet oder krank macht.

Durchfall andererseits könnte als ein Versuch gedeutet werden, etwas schnell aus deinem System zu entfernen. Dies kann ein Zeichen dafür sein, dass du dich in einer Situation befindest, die als bedrohlich oder überwältigend empfunden wird. Es könnte auch auf eine energetische Störung im Bereich des Solarplexus-Chakras hinweisen, das unsere Macht und Kontrolle symbolisiert. Um diese Symptome wirklich zu verstehen, ist es entscheidend, den Kontext und deine Gefühle zum Zeitpunkt ihres Auftretens zu erkunden.

- ***Gibt es bestimmte Auslöser, die zu Erbrechen oder Durchfall führen?***
- ***Welche Gedanken oder Emotionen erlebst du in diesen Momenten?***

Affirmationen für Heilung und Selbstfürsorge

»Ich höre auf die Weisheit meines Körpers und ehre seine Signale mit Aufmerksamkeit und Fürsorge.«

»Ich erlaube mir, loszulassen, was nicht zu meinem Wohl beiträgt, und begrüße Heilung und Erneuerung.«

»Jeden Tag wähle ich, mich auf meine Gesundheit und mein Wohlbefinden zu konzentrieren und unterstütze meinen Körper in seinem natürlichen Heilungsprozess.«

»Ich bin sicher und beschützt in meinem Sein; ich vertraue darauf, dass mein Körper und Geist in perfekter Harmonie arbeiten.«

Erbrechen und Durchfall sind nicht nur physische Reaktionen; sie sind Fenster zu tieferen Einsichten in dein emotionales und spirituelles Selbst.

Energetische Behandlungstechnik bei Erbrechen und Durchfall

In diesem Abschnitt wird eine energetische Kurzbehandlung beschrieben, die darauf abzielt, Beschwerden wie Erbrechen und Durchfall zu lindern. Diese Symptome können auf physische Probleme wie Infektionen oder Entzündungen im Magen-Darm-Trakt zurückzuführen sein, aber auch emotionale Ursachen wie Angst oder Stress haben.

1. Auraheilung

Starte die Behandlung mit einer umfassenden Aurareinigung, um das energetische Feld deines Klienten zu klären. Dies ist wichtig, um eine effektive energetische Behandlung zu ermöglichen.

---

2. Reinigung der betroffenen Chakras und Bereiche

Reinigung: Säubere das vordere und mental das rückseitige Solarplexus-Chakra, das Nabel-Chakra sowie den Ober- und Unterbauch gründlich mit weißer Farbfrequenz. Die weiße Farbe steht für Reinheit und Klärung und hilft, energetische Blockaden und negative Energien zu entfernen.

---

3. Energetisierung der Chakras

Energetisierung: Energetisiere das Solarplexus-Chakra und das Nabel-Chakra nacheinander mit hellgrüner, hellblauer und anschließend mit hellvioletter Farbfrequenz.
Die **hellgrüne Farbfrequenz** fördert die Heilung und Regeneration.
Die **hellblaue Farbfrequenz** wirkt beruhigend und stabilisierend.
Die **hellviolette Farbfrequenz** transformiert und reinigt auf tieferen energetischen Ebenen.

---

4. Wiederholung der Reinigung und Energetisierung

Wiederhole Schritt 2 und 3, um die Reinigung zu vertiefen und die Energetisierung zu verstärken. Dies ist besonders wichtig, um sicherzustellen, dass alle energetischen Unreinheiten gründlich beseitigt und die Chakras vollständig gestärkt sind.
Schließe die Behandlung ab, indem du sicherstellst, dass das energetische Feld deines Klienten klar und harmonisiert ist. Dies hilft, das Wohlbefinden zu fördern und unterstützt den natürlichen Heilungsprozess des Körpers.

Diese Kurzbehandlung sollte täglich drei- bis viermal wiederholt werden, besonders wenn die Symptome akut sind und eine schnelle Linderung erforderlich ist. Diese energetische Behandlungsmethode kann eine wertvolle Unterstützung bei der Bewältigung der Symptome von Erbrechen und Durchfall bieten, insbesondere wenn diese durch emotionale Belastungen wie Angst oder Stress ausgelöst werden.

DIE VERBORGENEN SIGNALE – MAGEN-DARM-INFEKTION

Eine Magen-Darm-Infektion kann als körperlicher Ausdruck dafür gesehen werden, dass etwas in deinem Leben »nicht gut verdaut« wird. Vielleicht gibt es Situationen, Gefühle oder Beziehungen, die dir buchstäblich »auf den Magen schlagen«. Dieser Zustand fordert dich heraus zu erkennen, was in deinem Leben disharmonisch ist und was möglicherweise geändert werden muss, um wieder ein Gleichgewicht herzustellen.

Energetisch betrachtet, sind der Magen und der Darm eng mit dem Solarplexus-Chakra verbunden, dem Zentrum unserer persönlichen Macht und Kontrolle. Eine Störung hier kann ein Zeichen dafür sein, dass du dich in einer Situation der Hilflosigkeit oder des Kontrollverlustes befindest. Die Heilung beginnt oft mit der Wiedererlangung deiner inneren Stärke und dem Glauben an deine Fähigkeit, deine Umstände zu meistern.

Um die Nachrichten, die dir dein Körper durch eine Magen-Darm-Infektion sendet, vollständig zu verstehen, ist es wichtig, die Umstände zu analysieren, unter denen die Symptome auftreten.

- ***Welche emotionalen oder stressbehafteten Situationen gingen dem Ausbruch voraus?***
- ***Welche Gedankenmuster dominieren dein Bewusstsein während dieser Zeiten?***

Affirmationen für Heilung und Klarheit:
»Ich akzeptiere und verarbeite meine Erfahrungen mit Leichtigkeit und Anmut.«
»Ich vertraue auf die Weisheit meines Körpers und höre achtsam auf seine Botschaften.«
»Jeden Tag nehme ich mir die Freiheit, Entscheidungen zu treffen, die mein Wohlbefinden fördern und meine innere Kraft stärken.«
»Ich bin offen für Heilung und Balance in jedem Aspekt meines Lebens.«

Magen-Darm-Infektionen bieten eine einzigartige Gelegenheit, tief in das Verständnis deiner inneren Dynamiken und Bedürfnisse einzutauchen.

Energetische Behandlungstechnik für Magen-Darm-Infektionen

Im Folgenden erläutern wir eine spezialisierte energetische Behandlung, die darauf abzielt, den Energiefluss in Körpern, die von Magen-Darm-Infektionen betroffen sind, zu unterstützen und zu stärken. Diese Methode soll helfen, ein robustes Energiesystem zu fördern, das für den Heilungsprozess wesentlich ist.

1. Auraheilung

Beginne jede Sitzung mit einer umfassenden Aurabehandlung, um das energetische Feld deines Klienten zu reinigen und auf die Behandlung vorzubereiten.

2. Reinigung kritischer Chakras und Organe

Reinigung: Säubere das vordere und mental das rückseitige Solarplexus-Chakra, die Leber, das Nabel-Chakra und den Unterbauch gründlich mit weißer Farbfrequenz. Die weiße Farbe steht für Reinheit und Klärung.

---

3. Fokussierte Reinigung des Solarplexus-Chakras

Sorgfältige Reinigung: Konzentriere dich intensiv auf das Solarplexus-Chakra, reinige es mit weißer Farbfrequenz. Achte darauf, die Intensität der Schmerzen und den Schweregrad des Durchfalls während der Behandlung zu beobachten, um Fieberanstiege zu vermeiden.

---

4. Energetisierung der Chakras

Energetisierung: Energetisiere das Solarplexus-Chakra und das Nabel-Chakra abwechselnd mit Hellgrün, Hellblau und dann Hellviolett. Diese Farben fördern Heilung, Beruhigung und tiefgreifende energetische Reinigung.

---

5. Wiederholte Reinigung

Vorsichtige Reinigung: Wiederhole die Reinigung der Chakras, vermeide jedoch die Nutzung von Hellgrün bei Vorhandensein von Blut im Stuhl, da dies Blutungen verstärken könnte.

---

6. Sanfte Energetisierung

Betone die Sanftheit in der Energetisierung, um das System nicht zu überlasten.

---

7. Reinigung des Herz-Chakras

Reinigung: Reinige das vordere und mental das rückseitige Herz-Chakra mit weißer Farbfrequenz.

8. Energetisierung der Thymusdrüse

Energetisierung: Nutze Hellgrün und Hellviolett, um die Thymusdrüse über das rückwärtige Herz-Chakra zu energetisieren.

9. Reinigung der Lunge

Reinigung: Säubere die Lunge mit weißer Farbfrequenz.

10. Energetisierung der Lunge

Energetisierung: Energetisiere die Lunge mental durch den Rücken mit Hellgrün und danach mit Hellorange, um die Blutreinigung und damit die körperliche Reinigung zu fördern. Achte darauf, die Fingerspitzen nicht in Richtung des Kopfes zu halten.

11. Behandlung des Milz-Chakras

Reinigung und Energetisierung: Reinige und energetisiere das Milz-Chakra sanft mit Weiß, besonders bei Säuglingen, Kindern oder Klienten mit Bluthochdruck nur sehr leicht.

12. Reinigung weiterer wichtiger Chakras

Reinigung: Reinige das Kronen-Chakra, das Stirn-Chakra, das Hinterkopf-Neben-Chakra und das Hals-Chakra mit Weiß.

13. Energetisierung dieser Chakras

Energetisierung: Verwende Hellgrün und anschließend Hellviolett, um diese Chakras zu energetisieren.

14. Reinigung des Wurzel-Chakras

Reinigung: Reinige das Wurzel-Chakra mit Weiß.

15. Reinigung der Arme und Beine

Reinigung: Säubere Arme, Beine und deren Neben-Chakras mit Weiß.

16. Energetisierung der Neben-Chakras

Energetisierung: Energetisiere die Arm-, Hand- und Fußsohlen-Neben-Chakras mit Hellviolett, um das Abwehrsystem zu stärken – dies sollte nur einmal täglich erfolgen.

Beende die Behandlung, indem du sicherstellst, dass alle gereinigten und energetisierten Bereiche harmonisiert sind und das energetische Feld gestärkt ist. Diese Behandlung sollte je nach Bedarf täglich drei- bis viermal wiederholt werden, um eine effektive Unterstützung und Linderung bei Magen-Darm-Infektionen zu gewährleisten.

DIE VERBORGENE STIMME DER ATEMWEGE – BRONCHITIS, GRIPPE, LUNGENENTZÜNDUNG

Wenn dein Atem stockt und jede Einatmung zur Herausforderung wird, sendet dein Körper ein klares Signal. Erkrankungen wie Bronchitis, Grippe und Lungenentzündung sind nicht nur physische Zustände; sie spiegeln oft tiefere emotionale und energetische Ungleichgewichte. Diese Krankheiten zwingen uns dazu innezuhalten, unseren Lebensrhythmus zu verlangsamen und vielleicht sogar unseren Lebensstil zu überdenken.

Der Atem ist unsere Lebensessenz, und Probleme in diesem Bereich können darauf hindeuten, dass wir »nicht genug Raum zum Atmen« haben. Vielleicht fühlst du dich in deinem Leben eingeengt oder unter Druck gesetzt, sei es durch die Arbeit, Beziehungen oder andere Verpflichtungen. Bronchitis könnte in diesem Licht als ein Ruf gesehen werden, sich von belastenden Umständen zu befreien oder Konflikte zu lösen, die dich »ersticken«.

Die Lungenentzündung, eine ernstere Erkrankung, könnte auf eine tiefere Notwendigkeit hinweisen, dich um deine vitale Energie zu kümmern und Situationen oder Beziehungen, die deine Lebenskraft schwächen, zu überdenken oder zu beenden. Grippe wiederum, oft ein Zeichen der körperlichen Erschöpfung, mahnt dich vielleicht dazu, dir mehr Ruhe zu gönnen und deinem Körper die Erholung zu bieten, die er benötigt.

Diese Atemwegserkrankungen sind auch eng mit dem Herz-Chakra verbunden, dem Zentrum der Liebe, des Mitgefühls und der Verbundenheit. Eine Störung hier kann ein Gefühl der Isolation oder emotionale Kälte in deinem Leben widerspiegeln, was wiederum das Immunsystem schwächen und dich anfälliger für Infektionen machen kann.

Um die Botschaften deiner Erkrankungen zu entschlüsseln, ist es wichtig, auf die Lebensumstände zu achten, die ihren Ausbruch begleiten.

- ***Welche emotionalen Zustände oder Stressfaktoren waren präsent?***
- ***Gibt es Muster, die sich in deinem Leben wiederholen und die du vielleicht bisher übersehen hast?***

Affirmationen für Heilung und Selbstfürsorge:
»Ich atme tief ein und lasse los, was mir nicht dient. Mit jedem Atemzug lade ich Ruhe und Frieden in mein Leben ein.«
»Ich schaffe bewusst Raum in meinem Leben, um zu heilen und zu wachsen.«
»Ich erkenne die Verbindung zwischen meinem emotionalen Zustand und meiner körperlichen Gesundheit und wähle Wege, die beides fördern.«
»Ich bin offen für Liebe und Unterstützung aus meiner Umgebung, die mir hilft, stärker und gesünder zu werden.«

Erkrankungen der Atemwege fordern dich auf, deine Aufmerksamkeit auf die Balance zwischen Geben und Nehmen, zwischen Aktivität und Ruhe zu lenken. Sie sind ein Aufruf, deine Bedürfnisse ernst zu nehmen und deinem Körper die Sorgfalt und Achtung zu schenken, die er verdient.

Energetische Behandlungstechnik für Bronchitis, Grippe und Lungenentzündung

Im Folgenden findest du eine detaillierte energetische Behandlungsanleitung für Zustände wie Bronchitis, Grippe und Lungenentzündung, die darauf abzielt, den Heilungsprozess zu unterstützen und Symptome wie Fieber und Atembeschwerden zu lindern.

1. Auraheilung

Beginne jede Sitzung mit einer gründlichen Aurareinigung, um das energetische Feld zu klären und auf die Behandlung vorzubereiten.

2. Reinigung des Solarplexus-Chakras und der Leber

Reinigung: Säubere das vordere und mental das rückseitige Solarplexus-Chakra sowie die Leber mit weißer Farbfrequenz. Konzentriere dich besonders auf das Solarplexus-Chakra, um das Fieber zu senken.

3. Energetisierung des Solarplexus-Chakras

Energetisierung: Energetisiere das Solarplexus-Chakra mit Hellgrün und anschließend mit Hellblau, um die Immunität zu stärken und Entzündungen zu reduzieren.

4. Reinigung des Herz-Chakras

Reinigung: Reinige das vordere und mental das rückseitige Herz-Chakra mit weißer Farbfrequenz.

5. Energetisierung des rückseitigen Herz-Chakras

Energetisierung: Energetisiere das rückseitige Herz-Chakra zuerst mit Hellgrün, dann mit Hellviolett, um die Herzenergie zu stärken und emotionale Belastungen zu mindern.

6. Reinigung der Lunge

Reinigung: Reinige die Lunge gründlich mit weißer Farbfrequenz, um pathogene Einflüsse und Toxine zu entfernen.

7. Energetisierung der Lunge

Energetisierung: Energetisiere die Lungenflügel mental über den Rücken mit Hellgrün, Hellorange (ohne die Fingerspitzen zum Kopf zu richten) und Hellviolett, um die Atmung zu fördern und die Lungenfunktion zu stärken.

8. Reinigung von Stirn- und Hals-Chakra sowie Ohren-Neben-Chakras

Reinigung: Reinige das Stirn-Chakra, das Hals-Chakra und die Ohren-Neben-Chakras mit weißer Farbfrequenz.

9. Energetisierung dieser Chakras

Energetisierung: Energetisiere das Stirn-Chakra, das Hals-Chakra und die Ohren-Neben-Chakras mit Hellgrün, Hellblau und dann mit Hellviolett.

10. Reinigung des Milz-Chakras

Reinigung: Reinige das vordere und mental das rückseitige Milz-Chakra.

11. Energetisierung des Milz-Chakras

Energetisierung: Energetisiere das Milz-Chakra sehr vorsichtig mit weißer Farbfrequenz, um die Infektionsabwehr zu unterstützen.

12. Reinigung von Nabel- und Wurzel-Chakra

Reinigung: Reinige das Nabel- und das Wurzel-Chakra mit weißer Farbfrequenz.

13. Energetisierung des Nabel-Chakras

Energetisierung: Energetisiere das Nabel-Chakra mit Weiß.

14. Reinigung von Armen und Beinen

Reinigung: Reinige die Arme und Beine sowie die Armneben-, Handneben- und Fußsohlen-Chakras mit weißer Farbfrequenz.

15. Energetisierung von Armen und Beinen

Energetisierung: Energetisiere die Arme und Beine und die entsprechenden Neben-Chakras mit Hellviolett, um das Immunsystem zu stärken.

16. Knochenenergetisierung

Energetisiere die Knochen nicht mehr als dreimal täglich mit Hellviolett, um das Abwehrsystem zu stärken, ohne Überstimulation zu verursachen.

Beende die Behandlung, indem du sicherstellst, dass alle gereinigten und energetisierten Bereiche harmonisiert sind und das energetische Feld gestärkt ist. Diese energetische Behandlungstechnik kombiniert Reinigungs- und Energetisierungsverfahren, um speziell die Symptome und die zugrunde liegenden energetischen Ungleichgewichte bei Bronchitis, Grippe und Lungenentzündung zu adressieren.

DIE VERSCHLÜSSELTEN BOTSCHAFTEN DES GEHIRNS – EPILEPSIE

Wenn das Gehirn seine eigene Sprache in Form von Anfällen spricht, sind wir verängstigt. Epilepsie, eine Erkrankung, die durch wiederkehrende, unprovozierte Anfälle gekennzeichnet ist, kann als ein tiefgreifendes Signal unseres Nervensystems betrachtet werden.

Epileptische Anfälle können auf einer symbolischen Ebene interpretiert werden als Momente, in denen das Leben zu überwältigend wird und das Gehirn »überlädt«. Dies kann ein Hinweis darauf sein, dass es Bereiche in deinem Leben gibt, die zu viel Stress oder emotionale Spannungen verursachen. Es könnte auch darauf hinweisen, dass du unbewusst Konflikte oder Traumata in dir trägst, die noch nicht vollständig verarbeitet wurden.

Auf energetischer Ebene könnte Epilepsie mit einem Ungleichgewicht in den höheren Energiezentren des Körpers, wie dem Stirn-Chakra (Drittes Auge) oder dem Kronen-Chakra, verbunden sein. Diese Zentren sind verantwortlich für Intuition, geistige Klarheit und die Verbindung zum höheren Selbst. Störungen in diesen Bereichen können sich in Form von Anfällen manifestieren, als Zeichen dafür, dass eine tiefere geistige und spirituelle Ausrichtung benötigt wird.

Um die Nachrichten zu entschlüsseln, welche die Epilepsie uns zu senden versucht, ist es entscheidend, den eigenen Lebensstil zu überprüfen.

- ***Wie gehst du mit Stress um?***
- ***Gibt es ungelöste emotionale Themen, die vielleicht tiefer liegen?***

Die Erforschung dieser Fragen kann nicht nur helfen, die Häufigkeit und Schwere der Anfälle zu reduzieren, sondern auch ein erfüllteres, ausgewogeneres Leben ermöglichen.

Affirmationen für Stärke und Klarheit:
»Ich bin in der Lage, Frieden und Balance in meinem Leben zu schaffen. Ich wähle, auf meinen Körper zu hören und ihn zu unterstützen.«
»Ich bin umgeben von einer Atmosphäre der Ruhe und Sicherheit. Jeden Tag finde ich mehr Wege, um meine innere Stärke zu nähren.«
»Ich vertraue auf die Weisheit meines Körpers und meines Geistes. Ich bin offen für Heilung und Wachstum auf allen Ebenen meines Seins.«
»Mit jedem Tag erlaube ich mir, tiefer zu verstehen und loszulassen, was mir nicht mehr dient. Ich begrüße Heilung und Transformation.«

Epilepsie ist mehr als eine neurologische Erkrankung; sie ist eine Aufforderung, auf die tiefen, oft verborgenen Aspekte deines Lebens zu achten.

Energetische Behandlungstechniken für Epilepsie

Im Folgenden beschreiben wir eine energetische Behandlungsmethode speziell für Epilepsie, eine neurologische Störung, die durch wiederkehrende, unprovozierte Anfälle gekennzeichnet ist. Die Behandlung zielt darauf ab, den Energiefluss zu harmonisieren und die energetische Kommunikation zwischen den Gehirnhälften zu verbessern.

1. Auraheilung

Beginne jede Sitzung mit einer gründlichen Aurareinigung, um das energetische Feld zu klären und auf die Behandlung vorzubereiten.

2. Reinigung des Herz-Chakras

Reinigung: Säubere das vordere und mental das rückseitige Herz-Chakra mit weißer Farbfrequenz, um emotionale Blockaden und Stress zu beseitigen, die epileptische Aktivität fördern können.

3. Energetisierung des Herz-Chakras

Energetisierung: Energetisiere das rückseitige Herz-Chakra mental mit Hellgrün und etwas Hellviolett, um emotionale Stabilität und inneren Frieden zu fördern.

4. Reinigung von Solarplexus-Chakra und Leber

Reinigung: Reinige das vordere und mental das rückseitige Solarplexus-Chakra sowie die Leber gründlich mit Weiß, um Toxine und Stress, die zu einer Überaktivität führen können, zu entfernen.

5. Energetisierung des Solarplexus-Chakras

Energetisierung: Energetisiere das Solarplexus-Chakra mit Hellgrün und Hellblau. Verwende Hellblau, um die überaktive Energie im Solarplexus-Chakra mental zu reduzieren.

---

6. Reinigung des Kopfes und der Gehirn-Chakras

Reinigung: Reinige den gesamten Kopf, das rückseitige Stirn-Chakra, das Kronen-Chakra, das vordere Stirn-Chakra und die Kiefer-Neben-Chakras mit Hellgrün und Hellviolett, um energetische Klarheit zu schaffen.

---

7. Sorgfältige Reinigung der Gehirnhälften

Spezifische Reinigung: Reinige die gräuliche Energie zwischen der linken und rechten Gehirnhälfte mit Hellviolett, um die Kommunikation zwischen den Gehirnhälften zu verbessern und energetische Blockaden zu lösen.

---

8. Energetisierung der Gehirns

Energetisierung: Energetisiere das Kronen-Chakra, das Stirn-Chakra und das rückseitige Stirn-Chakra mit Weiß, um eine stärkere Verbindung zur geistigen Klarheit und zur höheren Bewusstseinsebene zu fördern.

---

9. Reinigung von Nabel- und Wurzel-Chakra

Reinigung: Reinige das Nabel- und das Wurzel-Chakra mit Weiß, um die Grundlagen für Stabilität und Sicherheit zu festigen.

---

10. Energetisierung von Nabel- und Wurzel-Chakra

Energetisierung: Energetisiere das Nabel- und das Wurzel-Chakra mit Weiß, um die körperliche und energetische Grundlage zu stärken.

Beende die Behandlung, indem du sicherstellst, dass alle gereinigten und energetisierten Bereiche harmonisiert sind und das energetische Feld gestärkt ist. Diese energetische Behandlung kann helfen, die Auslöser von epileptischen Anfällen zu mindern und die allgemeine Lebensqualität der Betroffenen zu verbessern.

Hinweis: Wie bei allen energetischen Heilmethoden ist es wichtig, dass diese Techniken von einem erfahrenen Praktiker durchgeführt werden, der mit den feinstofflichen Energien des Körpers vertraut ist.

DIE STUMMEN RUFE NACH GLEICHGEWICHT – PARKINSON

Wenn der Körper beginnt, auf unerwartete Weise zu zittern und die Bewegungen nicht mehr die gewohnte Präzision haben, spricht er eine dringliche Sprache. Parkinson ist eine Erkrankung, die vor allem durch motorische Symptome wie Zittern, Steifigkeit und verlangsamte Bewegungen bekannt ist. Diese Krankheit kann als eine körperliche Metapher für das Festhalten an alten Mustern, Ängsten oder ungelösten Lebensfragen interpretiert werden. Die physische Steifigkeit und das Zittern könnten darauf hindeuten, dass es an der Zeit ist, Altes loszulassen und neue Wege zu beschreiten. Vielleicht hält dich etwas zurück, das du emotional noch nicht verarbeitet hast, und dein Körper drückt dies durch die Symptome von Parkinson aus.

Aus energetischer Sicht hängt Parkinson oft mit dem Wurzel- und dem Sakral-Chakra zusammen. Diese beiden Energiezentren spielen eine wichtige Rolle für unser Gefühl von Sicherheit, innerer Stabilität und Lebensfreude. Wenn hier ein Ungleichgewicht entsteht, kann das zu einem tiefen Gefühl der Unsicherheit führen – und sich schließlich auch körperlich in Form von Bewegungsstörungen zeigen.

Die Auseinandersetzung mit Parkinson erfordert daher nicht nur eine medizinische, sondern auch eine tiefgehende emotionale und spirituelle Betrachtung deines Lebens.

- ***Welche Ängste oder Sorgen dominieren dein Denken?***
- ***Gibt es alte Wunden oder Konflikte, die noch nicht geheilt sind?***

Diese Fragen zu erkunden, kann dir helfen, nicht nur die Symptome zu mildern, sondern auch ein volleres, harmonischeres Leben zu führen.

Affirmationen für Heilung und innere Stärke:
»Ich öffne mich für Veränderungen und lasse mit Anmut los, was ich nicht mehr brauche. Jeder Schritt bringt mich näher zu meinem wahren Selbst.«
»Ich bin geerdet und in Harmonie mit meiner Umgebung. Ich finde Stärke in der Stabilität, die jeden Tag tiefer in meinem Leben verwurzelt ist.«
»Ich akzeptiere mit Liebe und Mitgefühl alle Teile meines Seins. Ich bin bereit und offen für Heilung auf allen Ebenen meines Lebens.«
»Mit jedem neuen Tag wähle ich, mich den Herausforderungen mit Mut und Vertrauen zu stellen. Ich bin sicher, dass ich den Weg zur Heilung finden werde.«

Parkinson ist somit nicht nur eine Herausforderung für den Körper, sondern auch eine Einladung, tiefe persönliche Entwicklungen zuzulassen.

Energetische Behandlungstechniken für Parkinson

Im Folgenden bieten wir eine umfassende energetische Behandlung für Parkinson, eine neurologische Erkrankung, die durch Bewegungsstörungen wie Zittern, Steifheit und verlangsamte Bewegungen charakterisiert ist, an. Diese Behandlung zielt darauf ab, die Symptome durch Harmonisierung der energetischen Felder zu lindern und das allgemeine Wohlbefinden zu verbessern.

1. Auraheilung

Beginne die Behandlung mit einer umfassenden Aurareinigung, um das energetische Feld zu klären.

---

2. Reinigung der Wirbelsäule

Reinigung: Säubere die Wirbelsäule und die seitliche Wirbelsäule abwechselnd mit Hellgrün, Hellorange und Hellviolett. Achte darauf, Hellorange nicht im Kopfbereich oder oberhalb des Nackens anzuwenden.

---

3. Reinigung des Wurzel-Chakras

Reinigung: Reinige das Wurzel-Chakra mehrmals abwechselnd mit Hellgrün und Hellorange.

---

4. Energetisierung des Wurzel-Chakras

Energetisierung: Energetisiere das Wurzel-Chakra mit Hellrot.

---

5. Reinigung des rückseitigen Nabel-Chakras

Reinigung: Reinige das rückseitige Nabel-Chakra mental mit Weiß.

---

6. Reinigung von Sexual- und Nabel-Chakra

Reinigung: Reinige das Sexual- und das Nabel-Chakra mit Weiß.

---

7. Energetisierung von Sexual- und Nabel-Chakra

Energetisierung: Energetisiere das Sexual- und das Nabel-Chakra mit Hellrot.

8. Reinigung des Solarplexus-Chakras und der Leber

Reinigung: Reinige das vordere und rückseitige Solarplexus-Chakra und die Leber abwechselnd mit Hellgrün und Hellorange.

9. Energetisierung des Solarplexus-Chakras

Energetisierung: Energetisiere das Solarplexus-Chakra mit Hellgrün, Hellorange und Hellrot.

10. Reinigung der Lunge

Reinigung: Reinige die Lunge mit Weiß.

11. Energetisierung der Lunge

Energetisierung: Energetisiere die Lungenflügel mental über den Rücken mit Hellgrün, Hellorange und Hellrot, nachdem sie mit Blau ummantelt wurden.

12. Reinigung des Herz-Chakras

Reinigung: Reinige das vordere und rückseitige Herz-Chakra mit Weiß.

13. Energetisierung des rückseitigen Herz-Chakras

Energetisierung: Energetisiere das rückseitige Herz-Chakra mental mit Hellgrün und Hellviolett.

14. Reinigung des Milz-Chakras

Reinigung: Reinige das vordere und rückseitige Milz-Chakra sanft mit Weiß.

15. Energetisierung des Milz-Chakras

Energetisierung: Energetisiere das vordere Milz-Chakra sehr vorsichtig mit Weiß.

16. Reinigung von Hals-Chakra, Thymusdrüse und Kiefer-Neben-Chakras

Reinigung: Reinige diese Bereiche abwechselnd mit Hellgrün und Hellviolett.

17. Energetisierung dieser Chakras

Energetisierung: Energetisiere das Hals-Chakra, die Thymusdrüse und die Kiefer-Neben-Chakras mit Hellviolett.

18. Reinigung des gesamten Kopfbereichs

Reinigung: Reinige das Kronen-Chakra, das Stirn-Chakra und das rückseitige Stirn-Chakra sehr vorsichtig mit Hellgrün und Hellviolett.

19. Energetisierung des Kopfbereichs

Energetisierung: Energetisiere diese Bereiche sanft mit Hellviolett.

20. Hemmung des rückseitigen Stirn-Chakras

Hemmung: Hemme das rückseitige Stirn-Chakra sehr vorsichtig mit Hellblau.

21. Reinigung von Armen und Beinen

Reinigung: Reinige die Arme und Beine und deren Neben-Chakras abwechselnd mit Hellgrün und Hellorange.

22. Energetisierung von Armen und Beinen

Energetisierung: Energetisiere die Arme und Beine mit Hellrot.

Schließe die Behandlung ab, indem du sicherstellst, dass alle gereinigten und energetisierten Bereiche harmonisiert sind und das energetische Feld gestärkt ist. Die Behandlung sollte eine Woche lang täglich und danach dreimal wöchentlich durchgeführt werden. Eine vegetarische Ernährung sowie eine positive emotionale Einstellung, einschließlich Vergebung und das Streben nach Harmonie, sind empfehlenswert, um den Heilungsprozess zu unterstützen.

REINIGUNG DES ENERGIESYSTEMS – ENERGETISCHE IMPFSTOFFAUSLEITUNG

Wenn unser Körper auf Impfstoffe reagiert, betrifft das nicht nur den physischen Bereich. Die energetische Impfstoffausleitung bezieht auch die feinstofflichen Ebenen mit ein – also wie unsere Energiefelder auf die in Impfstoffen enthaltenen Stoffe reagieren. Impfstoffe sind dazu gedacht, unser Immunsystem zu stärken, aber aus energetischer Sicht könnte die Reaktion komplexer sein. Einige Menschen wissen, dass Impfstoffe energetische Muster im Körper stören können, die zu Disharmonien führen.

Auf energetischer Ebene könnte eine Impfstoffausleitung bedeuten, das Gleichgewicht in den Chakras oder im Aurafeld wiederherzustellen. Es geht darum, den Fluss der Lebensenergie, des Qi, zu optimieren und Blockaden zu lösen, die durch äußere Einflüsse entstanden sein könnten.

Die Auseinandersetzung mit der energetischen Impfstoffausleitung ermutigt uns, sensibel und aufmerksam mit unserem Körper und seinen Reaktionen umzugehen.

- ***Welche Veränderungen spürst du nach einer Impfung auf energetischer Ebene?***
- ***Gibt es neue oder ungewöhnliche Empfindungen in deinen Energiezentren?***

Affirmationen für energetische Reinigung und Balance:
»Ich ehre den natürlichen Heilungsprozess meines Körpers und unterstütze ihn durch bewusste energetische Reinigung.«
»Ich bin verbunden mit der harmonischen Kraft des Universums, die durch mich fließt und mich stärkt.«
»Ich nehme mir die Zeit, auf die subtilen Signale meines Körpers zu hören und fördere sein Gleichgewicht und Wohlbefinden.«
»Jeden Tag wähle ich, mich für meine energetische Gesundheit einzusetzen und alle Elemente, die mein energetisches Feld stören, liebevoll zu reinigen.«

Energetische Impfstoffausleitung

Im Folgenden beschreiben wir eine spezielle energetische Behandlungstechnik, die darauf abzielt, etwaige energetische Belastungen, die durch Impfstoffe entstanden sind, auszuleiten. Diese Technik unterstützt die Reinigung und Stärkung des energetischen Systems, um das allgemeine Wohlbefinden zu verbessern.

1. Auraheilung

Beginne jede Sitzung mit einer gründlichen Aurareinigung, um das energetische Feld zu klären.

2. Reinigung der Wirbelsäule

Reinigung: Säubere die Wirbelsäule und die seitliche Wirbelsäule mit Hellviolett.

3. Sanfte Reinigung der Wirbelsäule

Reinigung: Führe eine sehr sanfte Reinigung der Wirbelsäule mit Ultraviolett durch.

4. Sanfte Reinigung des Blutes

Reinigung: Reinige das Blut sehr sanft mit Ultraviolett, um energetische Rückstände zu klären.

5. Reinigung des Wurzel-Chakras

Reinigung: Reinige das Wurzel-Chakra mit Hellviolett.

6. Energetisierung des Wurzel-Chakras

Energetisierung: Energetisiere das Wurzel-Chakra mit Hellviolett.

7. Reinigung des rückseitigen Nabel-Chakras

Reinigung: Reinige das rückseitige Nabel-Chakra mental mit Weiß (ohne Energetisierung).

8. Reinigung von Sexual- und Nabel-Chakra

Reinigung: Reinige das Sexual- und das Nabel-Chakra erneut mit Weiß.

9. Energetisierung von Sexual- und Nabel-Chakra

Energetisierung: Energetisiere beide Chakras mit Hellviolett.

10. Reinigung des Solarplexus-Chakras und der Leber

Reinigung: Reinige das vordere und rückseitige Solarplexus-Chakra und die Leber mit Hellviolett.

11. Energetisierung des Solarplexus-Chakras

Energetisierung: Energetisiere das Solarplexus-Chakra mit Hellviolett.

12. Reinigung der Lunge

Reinigung: Reinige die Lunge mit Hellviolett.

13. Energetisierung der Lunge

Energetisierung: Energetisiere die Lunge mental über den Rücken mit Hellviolett.

14. Reinigung des Herz-Chakras

Reinigung: Reinige das vordere und rückseitige Herz-Chakra mit Hellviolett.

15. Energetisierung des rückseitigen Herz-Chakras

Energetisierung: Energetisiere das rückseitige Herz-Chakra mental mit Hellviolett.

16. Reinigung des Milz-Chakras

Reinigung: Reinige das Milz-Chakra mit Weiß.

17. Energetisierung des Milz-Chakras

Energetisierung: Energetisiere das Milz-Chakra sehr vorsichtig mit Weiß.

18. Reinigung des Hals-Chakras, der Thymusdrüse und der Kiefer-Neben-Chakras

Reinigung: Reinige diese Bereiche mit Hellviolett.

19. Energetisierung dieser Bereiche

Energetisierung: Energetisiere das Hals-Chakra, die Thymusdrüse und die Kiefer-Neben-Chakras mit Hellviolett.

20. Vorsichtige Reinigung des gesamten Kopfbereichs

Reinigung: Reinige den gesamten Kopfbereich sehr vorsichtig mit Hellviolett.

---

21. Energetisierung des Kopfbereichs

Energetisierung: Energetisiere den gesamten Kopfbereich sehr vorsichtig mit Hellviolett.

---

22. Kontrolle der Größe des Stirn-Chakras

Kontrolle: Überprüfe die Größe des rückseitigen und vorderen Stirn-Chakras und passe sie mit Hellblau an, falls notwendig.

---

23. Überprüfung der Zirbeldrüse

Überprüfung: Untersuche die Zirbeldrüse auf energetische Belastungen und reinige sie zusammen mit den Gehirnhälften mit Hellviolett.

---

24. Reinigung der Arme und Beine

Reinigung: Reinige die Arme und Beine und deren Neben-Chakras mit Hellviolett.

---

25. Energetisierung der Arme und Beine

Energetisierung: Energetisiere die Arme und Beine mit Hellviolett.

---

26. Verbindung von Kronen-, Stirn- und Herz-Chakra

Verbindung: Verbinde das Kronen-, das Stirn- und das Herz-Chakra mit einem hellvioletten Strahl.

Schließe die Behandlung ab, indem du sicherstellst, dass alle gereinigten und energetisierten Bereiche harmonisiert sind. Diese Behandlung sollte anfänglich mehrmals im Monat und anschließend nach Bedarf durchgeführt werden, um eine nachhaltige Besserung zu erreichen.

WEITERE ANWENDUNGSGEBIETE DER HEILFARBEN AUF KÖRPERLICHER EBENE

Organ & Sitz des Organs	Farbfrequenz	Spirituelle/Psychosomatische Erklärung
Achillessehne (Bewegung, Stabilität)	Hellgelb + Hellviolett + Hellgrün + Weiß	Probleme mit der Achillessehne symbolisieren das Festhalten an starren Denkweisen und mangelnde Flexibilität. Verbunden mit dem Wurzel-Chakra (1. Chakra).
Aorta (Blutfluss, Kreislauf)	Hellviolett + Hellgrün + Weiß	Probleme mit der Aorta deuten auf innere Spannungen und Blockaden beim Fluss von Lebensenergie hin. Verbunden mit dem Herz-Chakra (4. Chakra).
Appendix (Darm, Immunität)	Hellgrün + Weiß	Probleme mit dem Appendix deuten auf festgefahrene Lebensgewohnheiten und ein Gefühl von Sinnlosigkeit hin. Verbunden mit dem Solarplexus-Chakra (3. Chakra).
Augen (Sehen, Wahrnehmung)	Hellviolett + Weiß	Augenprobleme deuten auf die Angst hin, die Wahrheit oder die eigene Zukunft zu sehen. Verbunden mit dem Stirn-Chakra (6. Chakra).
Augenlider (Schutz, Wahrnehmung)	Weiß	Probleme mit den Augenlidern symbolisieren mangelnde Abgrenzung oder Schwierigkeiten, die eigene Realität klar zu erkennen. Verbunden mit dem Stirn-Chakra (6. Chakra).

Bauchnabel (Nabelschnur, Verbindung)	Hellblau + Hellorange + Weiß	Nabelprobleme symbolisieren Abhängigkeit, Angst vor dem Verlassenwerden oder mangelndes Vertrauen in die eigene Fähigkeit, unabhängig zu leben. Verbunden mit dem Sakral-Chakra (2. Chakra).
Bauchspeicheldrüse (Insulin, Stoffwechsel)	Hellgelb + Weiß	Probleme der Bauchspeicheldrüse deuten auf den Verlust der Süße des Lebens hin. Verbunden mit dem Solarplexus-Chakra (3. Chakra).
Bauchspeicheldrüse (Insulin, Verdauung)	Hellgelb + Weiß	Bauchspeicheldrüsenprobleme deuten auf einen Mangel an Lebensfreude oder Schwierigkeiten bei der Verarbeitung von Gefühlen hin. Verbunden mit dem Solarplexus-Chakra (3. Chakra).
Blase (Ausscheidung, Entgiftung)	Hellgelb + Hellorange + Hellgrün + Hellviolett + Weiß	Blasenprobleme symbolisieren unterdrückte Emotionen und Ängste, insbesondere im Zusammenhang mit persönlicher Unabhängigkeit. Verbunden mit dem Sakral-Chakra (2. Chakra).
Blut (Kreislauf, Sauerstoffversorgung)	Hellrot + Weiß	Blutprobleme stehen symbolisch für Lebensfreude und Energiefluss. Probleme deuten auf inneren Konflikt oder einen Mangel an Lebensfreude hin. Verbunden mit dem Herz-Chakra (4. Chakra).
Bronchien (Atmung, Energie)	Hellblau + Hellviolett + Weiß	Bronchialprobleme können darauf hindeuten, dass man sich nicht traut, für seine Bedürfnisse und Gefühle einzustehen. Verbunden mit dem Hals-Chakra (5. Chakra).

Brustbein (Stabilität, Schutz)	Hellgelb + Weiß	Probleme mit dem Brustbein symbolisieren mangelnde innere Stabilität und Schwierigkeiten beim Ausdrücken der eigenen Bedürfnisse. Verbunden mit dem Herz-Chakra (4. Chakra).
Brustdrüsen (Stillen, Frauen)	Hellviolett + Weiß	Probleme mit den Brustdrüsen spiegeln oft ein unausgeglichenes Verhältnis zu mütterlichen Gefühlen oder unterdrückte weibliche Energien. Verbunden mit dem Herz-Chakra (4. Chakra).
Darm (Verdauung, Immunität)	Hellorange + Hellgrün + Weiß	Darmprobleme symbolisieren die Unfähigkeit, Altes loszulassen oder Veränderungen zu akzeptieren. Verbunden mit dem Sakral-Chakra (2. Chakra) und Solarplexus-Chakra (3. Chakra).
Darmzotten (Verdauung, Nährstoffaufnahme)	Weiß + Hellgelb	Probleme mit den Darmzotten deuten auf Schwierigkeiten bei der Verarbeitung von Erfahrungen und bei der Nährstoffaufnahme hin. Verbunden mit dem Solarplexus-Chakra (3. Chakra).
Eierstöcke (Frauen, Fortpflanzung)	Hellgrün + Hellblau + Hellviolett + Hellorange + Weiß	Eierstockprobleme symbolisieren oft das Nicht-Ausleben weiblicher Energien oder unterdrückte Kreativität. Verbunden mit dem Sakral-Chakra (2. Chakra).
Eustachische Röhre (Gehör, Balance)	Hellgrün + Hellviolett + Weiß	Probleme mit der Eustachischen Röhre deuten auf Schwierigkeiten beim Ausgleich von äußeren Einflüssen und inneren Überzeugungen hin. Verbunden mit dem Hals-Chakra (5. Chakra).

Galle (Verdauung, Entgiftung)	Hellgrün + Hellgelb + Weiß	Probleme mit der Galle spiegeln oft unterdrückte Wut oder Schwierigkeiten, den Lebensfluss anzunehmen. Verbunden mit dem Solarplexus-Chakra (3. Chakra).
Gallenblase (Gallenflüssigkeit, Verdauung)	Hellgrün + Weiß	Gallenblasenprobleme deuten auf unterdrückte Wut oder Schwierigkeiten hin, Entscheidungen zu treffen. Verbunden mit dem Solarplexus-Chakra (3. Chakra).
Gallenwege (Gallenabfluss)	Hellgelb + Weiß	Probleme in den Gallenwegen deuten auf verborgene Wut oder Schwierigkeiten hin, den Lebensfluss anzunehmen. Verbunden mit dem Solarplexus-Chakra (3. Chakra).
Gaumen (Mundraum, Verdauung)	Weiß	Gaumenprobleme spiegeln Schwierigkeiten bei der Verarbeitung von neuen Erfahrungen und beim Ausdrücken von Bedürfnissen wider. Verbunden mit dem Hals-Chakra (5. Chakra).
Gehirn (Denken, Bewusstsein)	Hellviolett + Weiß	Gehirnerkrankungen können auf Überlastung, mentale Unklarheit oder fehlende Intuition hinweisen. Verbunden mit dem Kronen-Chakra (7. Chakra).
Gehirn (Denken, Bewusstsein)	Hellviolett + Weiß	Gehirnprobleme deuten auf Überlastung, mentale Unklarheit oder fehlende Intuition hin. Verbunden mit dem Kronen-Chakra (7. Chakra).
Gelenke (Flexibilität, Bewegung)	Hellblau + Hellgelb + Weiß	Gelenkprobleme weisen auf mangelnde Flexibilität oder starre Denkweisen hin. Verbunden mit dem Sakral-Chakra (2. Chakra) und dem Hals-Chakra (5. Chakra).

Harnblase (Ausscheidung, Entgiftung)	Hellorange + Hellgrün + Weiß	Probleme mit der Harnblase spiegeln unterdrückte Gefühle und stehen im Zusammenhang mit Ängsten. Verbunden mit dem Sakral-Chakra (2. Chakra).
Harnleiter (Ausscheidung, Entgiftung)	Hellgrün + Hellblau + Hellviolett + Weiß	Harnleiterprobleme symbolisieren oft unterdrückte Emotionen oder das Festhalten an alten Mustern. Verbunden mit dem Sakral-Chakra (2. Chakra).
Haut (Schutz, Berührung)	Hellviolett + Hellgrün + Weiß + Helles Silber	Hautprobleme deuten oft auf ein gestörtes Selbstbild oder unterdrückte Emotionen hin. Sie sind mit dem Solarplexus-Chakra (3. Chakra) und dem Herz-Chakra (4. Chakra) verbunden.
Herz (Kreislauf, Emotionen)	Hellgrün + Hellviolett	Herzprobleme weisen auf emotionale Blockaden, Einsamkeit und den Verlust der Selbstliebe hin. Verbunden mit dem Herz-Chakra (4. Chakra).
Herzklappen (Herz-Kreislauf-system)	Hellgrün + Weiß	Probleme mit den Herzklappen deuten auf inneren Widerstand oder mangelnde Offenheit gegenüber neuen Lebenssituationen hin. Verbunden mit dem Herz-Chakra (4. Chakra).
Hirnrinde (Denken, Bewusstsein)	Hellblau + Hellgelb + Hellviolett + Weiß	Probleme mit der Hirnrinde symbolisieren mentale Überlastung, Stress und fehlende Klarheit. Verbunden mit dem Stirn-Chakra (6. Chakra).
Hirnstamm (Nerven, Reflexe)	Hellgrün + Hellviolett + Weiß	Probleme im Hirnstamm stehen für eine unterdrückte Reflexfähigkeit und mangelnde Intuition. Verbunden mit dem Stirn-Chakra (6. Chakra).

Hüftgelenke (Bewegung, Stabilität)	Hellgrün + Hellviolett + Weiß	Hüftgelenkprobleme symbolisieren mangelnde innere Stabilität und die Angst vor Veränderungen. Verbunden mit dem Sakral-Chakra (2. Chakra).
Hypophyse (Hirnanhangdrüse, Hormone)	Hellviolett + Weiß	Probleme mit der Hypophyse symbolisieren oft Schwierigkeiten bei der inneren Steuerung und im hormonellen Gleichgewicht. Verbunden mit dem Stirn-Chakra (6. Chakra).
Hypothalamus (Hormone, Nerven)	Hellviolett + Weiß	Hypothalamus-Probleme weisen auf eine Dysbalance im endokrinen System und im Energiefluss hin. Verbunden mit dem Stirn-Chakra (6. Chakra).
Kiefergelenke (Mundraum, Bewegung)	Hellgrün + Hellgelb + Weiß	Kiefergelenkprobleme deuten auf inneren Widerstand und Schwierigkeiten beim Akzeptieren von neuen Lebenssituationen hin. Verbunden mit dem Hals-Chakra (5. Chakra).
Kleinhirn (Bewegung, Koordination)	Hellviolett + Weiß	Probleme mit dem Kleinhirn deuten auf mangelnde innere Balance und Schwierigkeiten bei der Koordination von Ideen hin. Verbunden mit dem Stirn-Chakra (6. Chakra).
Knochen (Stabilität, Struktur)	Hellgelb + Hellviolett + Weiß	Knochenprobleme symbolisieren ein tiefes Gefühl von Unsicherheit oder mangelnder innerer Unterstützung. Verbunden mit dem Wurzel-Chakra (1. Chakra)

Knochenmark (Blutbildung)	Hellgelb + Weiß	Probleme im Knochenmark können ein tief sitzendes Gefühl von Unsicherheit oder mangelnder Lebensenergie widerspiegeln. Verbunden mit dem Wurzel-Chakra (1. Chakra).
Leber (Entgiftung, Stoffwechsel)	Hellgrün + Weiß	Leberprobleme können auf Wut, Ärger oder unterdrückte Emotionen hinweisen. Sie sind oft mit dem vierten Chakra (Herz-Chakra) und dem Solarplexus-Chakra verbunden.
Leber (Entgiftung, Stoffwechsel)	Hellgrün + Hellviolett + Weiß	Leberprobleme deuten auf Wut, Ärger oder unterdrückte Emotionen hin. Verbunden mit dem Solarplexus-Chakra (3. Chakra).
Leberlappen (Entgiftung, Stoffwechsel)	Hellgrün + Hellgelb + Weiß	Probleme mit den Leberlappen deuten auf unterdrückte Wut oder Schwierigkeiten beim Loslassen alter Emotionen hin. Verbunden mit dem Solarplexus-Chakra (3. Chakra).
Luftröhre (Atmung, Stimme)	Hellblau + Weiß	Probleme mit der Luftröhre symbolisieren oft eine eingeschränkte Fähigkeit, für sich selbst zu sprechen und die eigenen Bedürfnisse auszudrücken. Verbunden mit dem Hals-Chakra (5. Chakra).
Lunge (Atmung, Energie)	Hellblau + Hellgrün + Hellviolett	Lungenprobleme können auf die Unfähigkeit hinweisen, das Leben vollständig »einzuatmen« oder Gefühle der Traurigkeit widerzuspiegeln. Verbunden mit dem Herz-Chakra (4. Chakra).

Lymphknoten (Immunsystem)	Hellblau + Hellviolett + Weiß	Lymphknotenprobleme deuten auf emotionale Überforderung und festgefahrene Denkweisen hin. Verbunden mit dem Herz-Chakra (4. Chakra) und Solarplexus-Chakra (3. Chakra).
Lymphsystem (Entgiftung, Abwehr)	Hellgrün + Hellblau + Hellviolett + Weiß	Probleme im Lymphsystem symbolisieren oft das Festhalten an alten Emotionen oder toxischen Gedanken. Verbunden mit dem Herz-Chakra (4. Chakra).
Magen (Verdauung, Emotionen)	Hellgelb + Hellgrün + Weiß	Magenprobleme symbolisieren Schwierigkeiten, das Leben »zu verdauen«, Sorgen und Stress. Verbunden mit dem Solarplexus-Chakra (3. Chakra).
Mandeln (Abwehr, Immunsystem)	Hellviolett + Weiß	Probleme mit den Mandeln spiegeln oft eine Schwächung des Immunsystems oder unterdrückte Wut. Verbunden mit dem Hals-Chakra (5. Chakra).
Milz (Blutfilterung, Immunität)	Weiß	Milzprobleme symbolisieren unterdrückte Emotionen oder Überempfindlichkeit. Verbunden mit dem Herz-Chakra (4. Chakra).
Milz (Immunität, Blutfilterung)	Weiß	Milzprobleme stehen oft mit emotionaler Überlastung oder Erschöpfung in Verbindung. Sie sind mit dem Herz-Chakra (4. Chakra) und Solarplexus-Chakra (3. Chakra) verbunden.
Muskeln (Bewegung, Kraft)	Hellrot + Hellgrün + Hellblau	Muskelprobleme lassen auf einen Mangel an Motivation und Willen schließen, seine Wünsche zu verwirklichen. Wurzel-Chakra (1. Chakra).

Muskeln (Bewegung, Kraft)	Hellgrün + Hellblau + Weiß	Muskelprobleme stehen für den Wunsch, in einer schwierigen Situation nicht voranzukommen. Verbunden mit dem Wurzel-Chakra (1. Chakra).
Nabelschnur (Verbindung, Versorgung)	Hellgelb + Weiß	Probleme mit der Nabelschnur symbolisieren emotionale Abhängigkeit oder Angst vor dem Verlassenwerden. Verbunden mit dem Sakral-Chakra (2. Chakra).
Nasennebenhöhlen (Atmung, Immunsystem)	Hellgrün + Weiß	Probleme mit den Nasennebenhöhlen spiegeln oft unterdrückte Gefühle oder innere Blockaden. Verbunden mit dem Stirn-Chakra (6. Chakra).
Nebennieren (Stressreaktion, Hormone)	Hellgrün + Hellorange + Weiß	Nebennierenprobleme symbolisieren chronischen Stress oder eine unausgeglichene Lebensweise. Verbunden mit dem Solarplexus-Chakra (3. Chakra).
Nebenschilddrüsen (Kalziumregulation)	Hellblau + Weiß	Probleme mit den Nebenschilddrüsen stehen für unterdrückten Selbstausdruck und mangelnde emotionale Abgrenzung. Verbunden mit dem Hals-Chakra (5. Chakra).
Niere (Entgiftung, Energiefluss)	Hellblau + Weiß	Nierenerkrankungen weisen auf Angst und die Unfähigkeit, Emotionen zu »filtern«, hin. Verbunden mit dem Sakral-Chakra (2. Chakra).
Nierenbecken (Entgiftung, Ausscheidung)	Hellgelb + Weiß	Probleme mit dem Nierenbecken spiegeln oft Schwierigkeiten, alte Muster loszulassen und emotionale Unreinheiten zu filtern. Verbunden mit dem Sakral-Chakra (2. Chakra).

Ohr (Gehör, Gleichgewicht)	Hellviolett + Weiß	Ohrenerkrankungen können bedeuten, dass man sich weigert, bestimmte Botschaften zu hören, oder sie spiegeln Schwierigkeiten im Gleichgewicht des Leben. Sie sind oft mit Problemen im Hals-Chakra verbunden.
Pankreas (Insulin, Verdauung)	Hellgelb + Weiß	Probleme mit der Pankreas symbolisieren den Verlust der Süße des Lebens und Schwierigkeiten, Gefühle zu verarbeiten. Verbunden mit dem Solarplexus-Chakra (3. Chakra).
Prostata (Männer, Fortpflanzung)	Hellviolett + Weiß	Probleme mit der Prostata können ein Gefühl des Versagens oder der Unterdrückung maskuliner Energie widerspiegeln. Verbunden mit dem Sakral-Chakra (2. Chakra).
Rücken (Haltung, Stabilität)	Hellgrün + Hellblau + Hellviolett + Hellorange	Rückenprobleme deuten auf das Gefühl hin, nicht genügend Unterstützung im Leben zu haben oder zu viel Verantwortung zu tragen. Verbunden mit dem Wurzel-Chakra (1. Chakra) und Solarplexus-Chakra (3. Chakra).
Rückenmark (Nervensystem)	Hellblau + Weiß	Rückenmarksprobleme deuten auf emotionale Überlastung und eine eingeschränkte Fähigkeit zur Selbstheilung hin. Verbunden mit dem Hals-Chakra (5. Chakra).
Schilddrüse (Hormone, Stoffwechsel)	Hellviolett + Weiß + Hellblau	Schilddrüsenprobleme spiegeln Schwierigkeiten beim Selbstausdruck wider. Verbunden mit dem Hals-Chakra (5. Chakra).
Schilddrüse (Hormone, Stoffwechsel)	Hellblau + Hellorange + Weiß	Schilddrüsenprobleme spiegeln Schwierigkeiten beim Selbstausdruck wider. Verbunden mit dem Hals-Chakra (5. Chakra).

Schultergelenke (Bewegung, Stabilität)	Hellgelb + Hellgrün + Weiß	Probleme mit den Schultergelenken deuten auf das Gefühl hin, zu viel Verantwortung oder Lasten zu tragen. Verbunden mit dem Herz-Chakra (4. Chakra).
Sehnen (Bewegung, Flexibilität)	Hellgelb + Weiß	Probleme mit den Sehnen stehen symbolisch für den Mangel an Flexibilität und für das Festhalten an starren Denkweisen. Verbunden mit dem Solarplexus-Chakra (3. Chakra).
Skelett (Struktur, Stabilität)	Hellviolett + Hellgrün + Hellgelb + Weiß	Probleme mit dem Skelett oder den Knochen weisen auf ein Gefühl der Instabilität oder auf einen Mangel an innerer Unterstützung hin. Verbunden mit dem Wurzel-Chakra (1. Chakra).
Speicheldrüsen (Verdauung, Mundraum)	Hellgrün + Weiß	Probleme mit den Speicheldrüsen symbolisieren Schwierigkeiten bei der Aufnahme und Verdauung neuer Erfahrungen. Verbunden mit dem Hals-Chakra (5. Chakra).
Speiseröhre (Verdauung, Schlucken)	Hellgrün + Hellviolett + Weiß	Speiseröhrenprobleme können auf Schwierigkeiten hinweisen, neue Erfahrungen oder Ideen zu »schlucken«. Verbunden mit dem Hals-Chakra (5. Chakra).
Thymusdrüse (Immunsystem, Abwehr)	Hellviolett + Hellgrün + Weiß	Probleme mit der Thymusdrüse spiegeln emotionale Verletzungen und ein geschwächtes Immunsystem. Verbunden mit dem Herz-Chakra (4. Chakra).
Unterleib (Reproduktion, Blase)	Hellorange + Hellgrün	Unterleibserkrankungen deuten auf Probleme im zweiten Chakra (Sakral-Chakra) hin. Sie können mit sexuellen oder emotionalen Problemen sowie mit unterdrückter Kreativität verbunden sein.

Venen (Bluttransport, Kreislauf)	Rotweiß + Weiß	Probleme mit den Venen symbolisieren oft stagnierte Lebensenergie und Schwierigkeiten, im Lebensfluss zu bleiben. Verbunden mit dem Herz-Chakra (4. Chakra).
Zähne (Kauen, Verdauung)	Hellgelb + Weiß	Zahnerkrankungen symbolisieren Unsicherheiten und Schwierigkeiten beim »Kauen des Lebens«. Sie stehen im Zusammenhang mit dem dritten Chakra (Solarplexus).
Zunge (Sprache, Geschmack)	Hellblau + Hellviolett	Zungenprobleme symbolisieren Schwierigkeiten bei der Kommunikation oder der Verarbeitung von Erfahrungen. Verbunden mit dem Hals-Chakra (5. Chakra).
Zwerchfell (Atmung, Bewegung)	Hellgrün + Weiß	Probleme mit dem Zwerchfell deuten auf eine eingeschränkte Fähigkeit, tief zu atmen und Lebensenergie aufzunehmen, hin. Verbunden mit dem Solarplexus-Chakra (3. Chakra).
Zwerchfell (Atmung, Trennung)	Hellblau + Hellgrün + Hellviolett + Weiß	Probleme im Zwerchfell symbolisieren oft Schwierigkeiten bei der emotionalen Verarbeitung und das Festhalten an Ängsten. Verbunden mit dem Solarplexus-Chakra (3. Chakra).
Zwölffingerdarm (Verdauung, Aufnahme)	Hellgrün + Hellgelb + Weiß	Probleme im Zwölffingerdarm symbolisieren Schwierigkeiten, neue Ideen oder Lebenssituationen zu verdauen und aufzunehmen. Verbunden mit dem Solarplexus-Chakra (3. Chakra).

LOKALISIEREN VON ENERGETISCHEN BELASTUNGEN MIT DEM PENDEL

Das Pendeln ist eine uralte Technik, die seit Jahrhunderten verwendet wird, um Antworten auf Fragen zu erhalten, die unser Bewusstsein nicht unmittelbar beantworten kann. Diese Methode beruht auf der Idee, dass das Pendel, wenn es in Bewegung gesetzt wird, eine direkte Verbindung zu unserem Unterbewusstsein und zu den Energiezentren unseres Körpers herstellt. Diese Verbindung ermöglicht es uns, Zugang zu tief verborgenen Informationen und energetischen Ungleichgewichten zu erhalten, die sonst nicht leicht zugänglich wären.

ÜBUNG: PENDELN

Bevor du beginnst, solltest du einen ruhigen und ungestörten Ort wählen. Es ist wichtig, dass du dich wohl fühlst und dich in einer entspannten Haltung befindest. Dies kann im Sitzen oder im Stehen geschehen, je nachdem, was für dich angenehmer ist. Halte das Pendel zwischen Daumen und Zeigefinger der dominanten Hand, wobei das Pendel frei und ohne Hindernisse schwingen kann. Der Arm sollte bequem positioniert sein, um Müdigkeit zu vermeiden. Bevor das Pendel effektiv genutzt werden kann, muss es mit deiner persönlichen Energie verbunden werden. Dazu kannst du das Pendel zwischen deinen Handflächen halten und für ein paar Minuten still verharren, während du dich auf deine Atmung konzentrierst. Visualisiere, wie deine Energie in das Pendel fließt und es mit deiner Schwingung auflädt. Diese Verbindung ist entscheidend, damit das Pendel präzise Antworten liefern kann.

Um das Pendel für die energetische Heilung zu verwenden, ist es hilfreich, mit einfachen Fragen zu beginnen, die klare »Ja«- oder »Nein«-Antworten erfordern. Diese Fragen sollten auf die energetischen Zustände deines Körpers oder bestimmter Chakras abzielen. Zum Beispiel kannst du fragen: »Ist mein Herz-Chakra blockiert?« oder »Brauche ich energetische Reinigung?«. Halte das Pendel ruhig und konzentriere dich auf die Frage. Achte darauf, in welche Richtung sich das Pendel bewegt. Eine Vorwärts-Rückwärts-Bewegung könnte ein »Ja« anzeigen, während eine Seitwärtsbewegung ein »Nein« signalisiert. Du solltest herausfinden, welche Bewegungsmuster für dich und dein Pendel am besten funktionieren, da diese individuell variieren können.

Nach jeder Sitzung ist es wichtig, das Pendel zu reinigen, um es von den aufgenommenen Energien zu befreien. Dies kann durch einfaches Abstreichen mit der Hand, durch Räuchern oder durch das Platzieren in einer Schale mit Salz erfolgen. Ebenso wichtig ist es, dich selbst zu erden und zu zentrieren, um überschüssige Energien loszulassen. Nimm dir einige Minuten Zeit, um tief zu atmen und visualisiere, wie du deine Energie in die Erde abgibst.

Das Pendeln ist eine Fähigkeit, die mit der Zeit wächst. Je öfter du es anwendest, desto genauer werden die Antworten und desto stärker wird deine Verbindung zu deinem Unterbewusstsein. Vertraue auf deine Intuition und auf das Pendel als Werkzeug in deinem energetischen Heilungsprozess. Je mehr du dich auf diesen Prozess einlässt, desto tiefere Einblicke wirst du in deine eigene energetische Struktur und Heilungspotenziale erhalten.

In der folgenden Lichtfeldaktivierung verwenden wir das Pendel für eine energetische Diagnosestellung.

Lichtfeldaktivierungs-Technik

Identifiziere und korrigiere energetische Ungleichgewichte mit Farben, Intention und geistiger Heilung, um deine physische und emotionale Gesundheit zu fördern.

VORBEREITUNG

1. Raumvorbereitung:

Wähle einen ruhigen, entspannten Raum, der frei von Ablenkungen ist. Der Raum sollte angenehm beleuchtet sein, idealerweise mit der Möglichkeit, verschiedene farbige Lichter zu verwenden, wie zum Beispiel farbige Glühbirnen oder farbiges Papier vor weißen Lichtquellen.

2. Persönliche Vorbereitung:

Sorge dafür, dass du und dein Klient entspannt und auf die Sitzung fokussiert seid. Eine kurze Meditation oder Atemübungen können hilfreich sein, um die Energie zu zentrieren und zu beruhigen.

DURCHFÜHRUNG

1. Energetische Diagnose mit dem Pendel:

Chakra-Scan: Verwende ein Pendel, um über den Haupt-Chakras desjenigen, den du behandeln möchtest, zu schwingen. Beobachte

die Bewegung des Pendels, um Hinweise auf energetische Ungleichgewichte zu erkennen, wie zum Beispiel Drehung, Schwingungsamplitude oder Richtungswechsel.
Notiere alle Auffälligkeiten: Jedes Chakra, das eine ungewöhnliche Pendelbewegung zeigt, könnte auf ein energetisches Ungleichgewicht oder eine Blockade hinweisen.

2. Auswahl der Farben:

Basierend auf den Ergebnissen des Pendelns wähle Farben, die den Bedürfnissen der einzelnen Chakras entsprechen. Zum Beispiel könnte Grün für das Herz-Chakra verwendet werden, um eine emotionale Balance zu fördern, oder Blau für das Hals-Chakra, um die Kommunikationsfähigkeiten zu unterstützen.

3. Manuelle Farbtherapie:

Farbvisualisierung: Leite deinen Klienten an, sich vorzustellen, wie das Licht der entsprechenden Farbe in das jeweilige Chakra einfließt. Diese Visualisierung kann durch das Anzünden von Kerzen, das Einsetzen von farbigen Lichtern oder das Tragen von Kleidung in den entsprechenden Farben unterstützt werden.
Energetische Übertragung: Verwende deine Hände, um die Farbenergie in das Chakra zu leiten. Dies kann durch Handauflegen direkt über dem Chakra oder durch leichte Bewegungen in der Aura in der Nähe des Körpers geschehen.

4. Einsatz von Affirmationen und Intentionen:

Während der Farbvisualisierung und der energetischen Übertragung sprich positive Affirmationen aus, die auf die Heilung und Stärkung der Chakras ausgerichtet sind.

Nachsorge:

1. Feedback:

Nach der Sitzung solltet ihr einen Dialog führen, um die Erfahrungen, Empfindungen und eventuelle weitere Empfehlungen zu besprechen.

2. Empfehlungen für zu Hause:

Gib dem Behandelten spezifische Farbmeditationen oder Affirmationen mit, die er oder sie zu Hause praktizieren kann, um die Heilwirkung zu vertiefen und zu verlängern.

Diese manuelle Technik der »Lichtfeldaktivierung« ermöglicht eine tiefe, intuitive und persönlich abgestimmte Behandlung, die die Selbstheilungskräfte aktiviert und unterstützt, indem sie die universellen Energieprinzipien mit der gezielten Anwendung von Farbtherapie kombiniert.

GEOMETRISCHE MUSTER ALS ENERGIEVERSTÄRKER

Im Folgenden gehen wir der Frage nach, wie geometrische Formen in der Energiemedizin genutzt werden, um energetische Harmonisierung und Heilungsprozesse zu unterstützen. Geometrische Muster sind nicht nur visuelle Werkzeuge, sondern sie tragen auch eine tiefe energetische Bedeutung, die dazu beitragen kann, spezifische Energieflüsse im Körper zu dirigieren und zu modulieren. Jede geometrische Form, von einfachen Linien bis zu komplexen Mustern, hat eine eigene energetische Signatur, die spezifische Aspekte unserer physischen und energetischen Gesundheit beeinflussen kann. Beispielsweise werden im Praxisalltag einfache Formen als Energieverstärker genutzt, etwa Kreise und Spiralen, die helfen, Energie in Bewegung zu setzen, während Quadrate und Rechtecke Stabilität und Erdung bieten.

Integration von Geometrischen Mustern in der Chakraheilung

Hier ist eine Auflistung der sieben Haupt-Chakras und der geometrischen Formen, die ihrer Energiestruktur und Funktion entsprechen, ergänzt durch eine einfache Visualisierungsübung für jede Form.

WURZEL-CHAKRA

Form:	Quadrat
Visualisierung:	Stelle dir ein stabiles, rotes Quadrat am Ende deiner Wirbelsäule vor, das dir ein Gefühl von Sicherheit und Erdung gibt.
Praktische Anwendung:	Nutze diese Visualisierung während der Meditation, um Erdung und Stabilität zu fördern, besonders in unsicheren Zeiten.

SAKRAL-CHAKRA

Form:	Halbmond
Visualisierung:	Visualisiere einen orangefarbenen Halbmond im Bereich deines Unterleibs, der die kreativen und sexuellen Energien stimuliert.
Praktische Anwendung:	Setze diese Form ein, um Kreativität zu fördern oder emotionale Blockaden im Bereich der Sexualität zu lösen.

SOLARPLEXUS-CHAKRA

Form:	Dreieck
Visualisierung:	Denke an ein helles gelbes Dreieck in der Mitte deines Bauches, das deine persönliche Macht und dein Selbstvertrauen stärkt.
Praktische Anwendung:	Verwende diese Visualisierung vor Herausforderungen, die Mut erfordern, wie öffentliches Sprechen oder persönliche Initiativen.

HERZ-CHAKRA

Form:	Sechseck (Hexagon)
Visualisierung:	Stelle dir ein grünes Hexagon in der Mitte deiner Brust vor, das Liebe und Heilung ausstrahlt.
Praktische Anwendung:	Nutze diese Form, um in zwischenmenschlichen Beziehungen Harmonie zu schaffen oder Selbstliebe zu fördern.

HALS-CHAKRA

Form:	Ellipse
Visualisierung:	Ein hellblaues Ellipsoid um deinen Hals, das den Fluss der Kommunikation und des Ausdrucks fördert.
Praktische Anwendung:	Setze diese Form ein, um Kommunikationsfähigkeiten zu verbessern, besonders in Situationen, die klare Worte erfordern.

DRITTES AUGE (STIRN-CHAKRA)

Form:	Kreis
Visualisierung:	Visualisiere einen indigoblauen Kreis zwischen deinen Augenbrauen, der Intuition und geistige Klarheit unterstützt.
Praktische Anwendung:	Nutze diese Visualisierung, um Entscheidungsfindungen zu unterstützen oder deine intuitive Wahrnehmung zu schärfen.

KRONEN-CHAKRA

Form:	Lotosblüte
Visualisierung:	Stelle dir eine strahlende, violette Lotosblüte auf dem Scheitel deines Kopfes vor, die dich mit dem Universellen verbindet.
Praktische Anwendung:	Verwende diese Form in spirituellen Praktiken, um eine tiefere Verbindung mit dem höheren Selbst oder dem Universum zu fördern.

KINDER UND FARBEN: HEILUNGSANSÄTZE FÜR DIE JÜNGSTE GENERATION

Kinder sind von Natur aus empfänglich für die subtilen Energien und Schwingungen, die sie umgeben. Ihre Herzen und ihr Geist sind noch offen, unvoreingenommen und voller Vertrauen in die Welt. Diese Empfänglichkeit macht Kinder besonders sensibel für die heilenden Kräfte von Farben. Farben sind nicht nur visuelle Reize für Kinder, sondern sie sprechen auf einer tieferen, intuitiven Ebene mit ihrer Seele. In diesem Kapitel möchten wir untersuchen, wie Farbfrequenzen speziell für die Heilung von Kindern eingesetzt werden können, um ihr emotionales und körperliches Wohlbefinden zu fördern.

Kinder nehmen Farben nicht nur mit ihren Augen wahr, sondern mit ihrem gesamten Wesen. Farben können starke Emotionen in ihnen auslösen und ihre Stimmungen erheblich beeinflussen. Während ein Erwachsener eine Farbe bewusst wahrnimmt und interpretiert, erleben Kinder Farben auf einer viel unmittelbareren Ebene. Sie reagieren instinktiv auf die Schwingungen und Energien, die von Farben ausgehen, was sie zu idealen Kandidaten für Farbheilungstechniken macht.

Farben können eingesetzt werden, um das emotionale Gleichgewicht von Kindern zu unterstützen – sie zu beruhigen, wenn sie ängstlich sind, oder zu beleben, wenn sie antriebslos wirken. Die gezielte Anwendung von Farben kann dabei helfen, den natürlichen

Heilungsprozess zu aktivieren und das Immunsystem zu stärken, während gleichzeitig das geistige und emotionale Wachstum gefördert wird.

DER EINSATZ VON FARBEN ZUR FÖRDERUNG DES EMOTIONALEN WOHLBEFINDENS

1. Blau für Ruhe und Sicherheit

Anwendung: Blau ist eine beruhigende Farbe, die Ängste und Unruhe bei Kindern lindern kann. Ein Kind, das unter Angstzuständen leidet oder Schwierigkeiten hat, zur Ruhe zu kommen, kann durch den Einsatz von blauen Farbtönen in seiner Umgebung profitieren. Blaue Lichtquellen im Schlafzimmer oder blaue Bettwäsche können helfen, eine beruhigende Atmosphäre zu schaffen, die den Schlaf fördert und Ängste reduziert. Auch das Visualisieren eines blauen Lichtstrahls, der das Kind umhüllt, kann eine wirksame Methode sein, um inneren Frieden zu schaffen.

---

2. Gelb für Freude und Selbstbewusstsein

Anwendung: Gelb ist die Farbe der Sonne und wird oft mit Freude und Optimismus assoziiert. Wenn ein Kind traurig oder zurückgezogen ist, kann Gelb helfen, seine Stimmung aufzuhellen und es aus seiner emotionalen Dunkelheit herauszuholen. Gelbe Kleidung oder das Malen mit gelben Farben kann das Selbstbewusstsein stärken und die Kreativität fördern. Es ist wichtig, Gelb in Maßen zu verwenden, da zu viel von dieser Farbe auch Nervosität und Unruhe hervorrufen kann.

---

3. Grün für Balance und Heilung

Anwendung: Grün ist die Farbe der Natur und des Gleichgewichts. Sie wirkt ausgleichend und heilend auf das Herz und kann besonders bei Kindern eingesetzt werden, die unter emotionalem Stress oder innerer Unruhe leiden. Ein Spaziergang im Grünen oder das Einrichten eines Raumes mit grünen Pflanzen kann die Selbstheilungskräfte des Kindes stärken. Grünes Licht oder grüne Gegenstände im Raum können helfen, das Herz-Chakra zu öffnen und emotionale Verletzungen zu heilen.

---

4. Rosa für Geborgenheit und Liebe

Anwendung: Rosa wird oft mit bedingungsloser Liebe und Fürsorge in Verbindung gebracht. Diese Farbe kann verwendet werden, um ein Gefühl der Geborgenheit und des Schutzes zu vermitteln, besonders bei jüngeren Kindern oder solchen, die unter Verlust oder emotionaler Vernachlässigung gelitten haben. Rosa Decken oder Kuscheltiere können das Bedürfnis nach Nähe und Liebe unterstützen und dem Kind ein Gefühl von Sicherheit vermitteln.

---

5. Rot für Vitalität und Kraft

Anwendung: Rot ist eine kraftvolle Farbe, die Energie und Vitalität verleiht. Bei Kindern, die an Antriebslosigkeit oder körperlicher Schwäche leiden, kann Rot helfen, ihre Lebensenergie zu aktivieren. Es ist jedoch wichtig, Rot vorsichtig und gezielt einzusetzen, da es bei empfindlichen Kindern auch zu Überstimulation führen kann. Ein rotes Tuch, das das Kind trägt, oder ein rotes Licht, das kurzzeitig in einem Raum verwendet wird, kann die Vitalität des Kindes stärken.

---

6. Orange für Verdauung und Freude

Anwendung: Orange ist eine warme, einladende Farbe, die den Verdauungsprozess unterstützt und gleichzeitig Freude und Begeisterung fördert. Kinder, die Schwierigkeiten mit dem Essen haben oder unter Verdauungsproblemen leiden, können von orangefarbenem Geschirr oder Kleidung profitieren. Die Farbe Orange kann auch dazu beitragen, das emotionale Wohlbefinden zu fördern, indem sie die Lebensfreude und den Appetit anregt.

7. Violett für spirituelle Verbindung und geistige Klarheit

Anwendung: Violett ist eine hochspirituelle Farbe, die oft mit Weisheit und innerer Klarheit verbunden wird. Bei älteren Kindern oder Jugendlichen, die nach einem tieferen Verständnis ihrer eigenen Identität und ihres Platzes in der Welt suchen, kann Violett helfen, ihre spirituelle Entwicklung zu fördern. Violette Lichter oder Accessoires im Raum können die meditative Praxis unterstützen und das geistige Wachstum anregen.

Kinder lieben es, kreativ zu sein, und die Integration von Farben in spielerische Aktivitäten kann eine wunderbare Möglichkeit sein, ihre Heilung zu unterstützen. Im Folgenden findest du einige kreative Ansätze, um Farben im Alltag von Kindern einzusetzen.

Maltherapie mit Farben

Übung: Ermutige das Kind, seine Gefühle und Gedanken durch Malen auszudrücken. Verwende gezielt bestimmte Farben, um emotionale Blockaden zu lösen oder das Kind zu beruhigen. Zum Beispiel könnte das Malen mit Blau und Grün helfen, Stress abzubauen, während Gelb und Orange Kreativität und Freude fördern.

Farbvisualisierung vor dem Schlafengehen

Übung: Eine einfache Visualisierungsübung kann helfen, das Kind vor dem Schlafengehen zu beruhigen. Lasse das Kind sich eine Farbe vorstellen, die es umgibt und beruhigt. Diese Technik kann besonders hilfreich bei Kindern sein, die Schwierigkeiten haben, zur Ruhe zu kommen oder an Ängsten leiden.

Farbige Lichtspiele

Übung: Verwende farbige Lichter oder Projektoren, um den Raum in verschiedene Farben zu tauchen. Dies kann helfen, das Energiefeld des Kindes auszugleichen und es auf sanfte Weise zu entspannen oder zu beleben, je nach gewählter Farbe.

Kinder sind auf natürliche Weise mit der Welt der Farben verbunden, und ihre intuitive Reaktion auf Farbfrequenzen kann ein kraftvolles Werkzeug in der Heilung sein. Indem wir Farben bewusst in den Alltag unserer Kinder integrieren, können wir ihr emotionales und körperliches Wohlbefinden fördern und ihnen helfen, in einer oft hektischen Welt einen sicheren Raum des Gleichgewichts und der Freude zu finden.

Es ist wichtig, auf die individuellen Reaktionen jedes Kindes zu achten und die Farbanwendungen entsprechend anzupassen. Mit liebevoller Achtsamkeit und der Weisheit der Farben können wir unseren Kindern helfen, in Harmonie mit sich selbst und der Welt um sie herum aufzuwachsen. Farbheilung für Kinder ist nicht nur eine Methode, sondern ein Weg, sie in ihrer ganzheitlichen Entwicklung zu unterstützen und ihnen zu helfen, ihr volles Potenzial zu entfalten.

FARBFREQUENZEN UND IHRE VERBINDUNG ZU EMOTIONEN UND PSYCHISCHEN ZUSTÄNDEN

Farben umgeben uns ständig, ob in der Natur, in unserer Kleidung oder in der Einrichtung unserer Wohnräume. Doch Farben sind nicht nur ästhetische Elemente, sondern besitzen auch eine tiefgreifende Wirkung auf unsere Emotionen und psychischen Zustände. Die Schwingungen und Frequenzen, die von verschiedenen Farben ausgehen, können unsere Stimmung beeinflussen, unsere Energie verändern und sogar Heilungsprozesse unterstützen. In diesem Kapitel werden wir die Verbindungen zwischen Farbfrequenzen und Emotionen untersuchen und aufzeigen, wie Farben gezielt eingesetzt werden können, um psychische Beschwerden zu lindern und das emotionale Wohlbefinden zu fördern.

Jede Farbe hat ihre eigene Schwingungsfrequenz, die sich auf unterschiedliche Weise auf unsere Psyche auswirken kann. Diese Wirkung ist oft unbewusst, aber dennoch stark genug, um unsere Stimmungen und Verhaltensweisen zu beeinflussen. Die Farben, die wir in unserer Umgebung wahrnehmen, können beruhigend oder anregend wirken, sie können Freude oder Melancholie hervorrufen. Die Psychologie der Farben befasst sich mit diesen subtilen Einflüssen und bietet Einblicke, wie Farben gezielt eingesetzt werden können, um das emotionale Gleichgewicht wiederherzustellen.

Rot: Die Farbe der Leidenschaft und Vitalität

Rot ist eine der kraftvollsten Farben im Spektrum. Sie ist mit Leidenschaft, Energie und Lebensfreude verbunden. Rot kann das Herz schneller schlagen lassen und die Blutzirkulation anregen, was oft zu einem Gefühl von Aufregung oder Anspannung führt. Psychologisch gesehen wird Rot oft mit starken Emotionen wie Liebe und Wut in Verbindung gebracht. Es kann die Aggressivität fördern, aber auch die Motivation und den Tatendrang steigern. In der Heilpraxis kann Rot verwendet werden, um Menschen zu helfen, die unter Müdigkeit oder Antriebslosigkeit leiden, da es die Vitalität und Lebenskraft steigert.

Anwendung: Wenn du dich energielos fühlst oder Antriebslosigkeit verspürst, kann es hilfreich sein, Rot in deine Umgebung zu integrieren, sei es durch Kleidung, Dekoration oder Licht. Es ist jedoch wichtig, Rot in Maßen zu verwenden, da ein Übermaß zu Unruhe oder Nervosität führen kann.

Blau: Die Farbe der Ruhe und Klarheit

Blau wird oft mit Ruhe, Frieden und geistiger Klarheit assoziiert. Es hat eine kühlende und beruhigende Wirkung auf den Geist und kann helfen, Stress und Angst abzubauen. Blau fördert die Entspannung und kann das Gefühl von Sicherheit und Vertrauen stärken. In der psychologischen Anwendung wird Blau oft eingesetzt, um den Blutdruck zu senken und einen Zustand der inneren Ruhe herzustellen.

Anwendung: Bei Stress, Angstzuständen oder Schlafproblemen kann Blau als heilende Farbe dienen. Du kannst blaue Lichtquellen in deinem Schlafzimmer verwenden oder dich mit blauer Kleidung umgeben, um eine beruhigende Atmosphäre zu schaffen.

Gelb: Die Farbe der Freude und des Optimismus

Gelb ist die Farbe des Sonnenscheins und des Optimismus. Sie wirkt erfrischend und belebend auf den Geist und kann das Denken anregen sowie das kreative Potenzial entfalten. Gelb wird mit Fröhlichkeit und Selbstbewusstsein in Verbindung gebracht. Es kann jedoch bei übermäßiger Anwendung zu Nervosität oder Überreiztheit führen, da es auch die geistige Aktivität stark stimulieren kann.

Anwendung: Gelb kann in Zeiten von Traurigkeit oder depressiven Verstimmungen eingesetzt werden, um die Stimmung zu heben und das Gefühl von Freude und Hoffnung zu verstärken. Es kann auch in kreativen Prozessen förderlich sein, um neue Ideen und Inspirationen zu wecken.

Grün: Die Farbe des Gleichgewichts und der Heilung

Grün steht für Natur, Harmonie und Erneuerung. Es ist die Farbe des Herzens und des Gleichgewichts und hat eine beruhigende Wirkung auf das Nervensystem. Grün hilft, Emotionen zu stabilisieren und Stress abzubauen, indem es ein Gefühl von Sicherheit und Stabilität vermittelt. In der Farbheilung wird Grün oft verwendet, um Heilungsprozesse zu unterstützen und das Gleichgewicht zwischen Körper und Geist wiederherzustellen.

Anwendung: Wenn du dich gestresst oder emotional unausgeglichen fühlst, kann es hilfreich sein, Grün in deinen Alltag zu integrieren. Spaziergänge in der Natur, das Tragen grüner Kleidung oder die Verwendung von grünen Dekorationen in deinem Zuhause können das Gefühl von Ruhe und innerem Frieden fördern.

Orange: Die Farbe der Wärme und des Enthusiasmus

Orange kombiniert die Energie von Rot mit der Freude von Gelb. Es ist eine warme und einladende Farbe, die oft mit Begeisterung, Kreativität und emotionaler Ausgeglichenheit assoziiert wird. Orange kann helfen, Depressionen zu lindern und die allgemeine Lebensfreude zu erhöhen. Es regt die Kommunikation an und fördert das soziale Miteinander.

Anwendung: Orange kann in sozialen Räumen verwendet werden, um eine warme und einladende Atmosphäre zu schaffen. Es ist auch hilfreich in Zeiten der Trauer oder bei emotionaler Erschöpfung, da es die Lebenskraft und den Optimismus wiederherstellen kann.

Violett: Die Farbe der Spiritualität und Transformation

Violett ist eine mystische Farbe, die oft mit spirituellen Themen und innerer Transformation in Verbindung gebracht wird. Es ist die Farbe der Meditation und des höheren Bewusstseins. Violett kann helfen, das Bewusstsein zu erweitern und Zugang zu tieferen Ebenen des Geistes zu erhalten. Es wird auch verwendet, um geistige Spannungen zu lösen und den Geist zu klären.

Anwendung: Violett ist ideal für meditative Räume oder spirituelle Praktiken. Wenn du nach innerer Ruhe und Klarheit suchst, kann das Hinzufügen von Violett in deiner Umgebung oder das Tragen von violetter Kleidung unterstützend wirken.

Weiß: Die Farbe der Reinheit und Klarheit

Weiß steht für Reinheit, Unschuld und Vollkommenheit. Es ist die Farbe des Neuanfangs und kann helfen, das Bewusstsein zu klären und zu erfrischen. Weiß wird oft in Heilungsprozessen verwendet, um Reinigung und Heilung zu unterstützen. Es reflektiert alle Farben des Spektrums und kann daher in Verbindung mit anderen Farben verwendet werden, um deren Wirkung zu verstärken.

Anwendung: Weiß ist ideal, um Klarheit und einen Neuanfang zu fördern. Es kann in Heilräumen, Meditationen oder in der Kleidung verwendet werden, um einen Zustand der Reinheit und Erneuerung zu erreichen.

Elektrisch-Violett: Die Farbe der spirituellen Erweckung und Transformation

Elektrisch-Violett ist eine hochfrequente Farbe, die oft als Verbindung zwischen dem physischen und dem spirituellen Reich betrachtet wird. Diese Farbe steht für Erleuchtung, Transformation und die Fähigkeit, tiefere Ebenen des Bewusstseins zu erreichen. Elektrisch-Violett wirkt maßgeblich auf das Kronen-Chakra und kann helfen, die Verbindung zum höheren Selbst und zur universellen Weisheit zu stärken.

Diese Farbe wird oft in fortgeschrittenen meditativen Praktiken verwendet, um das Bewusstsein zu erweitern und Zugang zu spirituellen Erkenntnissen zu erhalten. Sie unterstützt die geistige Klarheit und hilft dabei, alte Muster und Blockaden loszulassen, die auf dem Weg zur Erleuchtung im Wege stehen könnten.

Anwendung: Elektrisch-Violett kann in meditativen Räumen oder bei spirituellen Praktiken eingesetzt werden. Das Tragen von Accessoires in dieser Farbe oder die Verwendung von elektrisch-violettem Licht kann dazu beitragen, die spirituelle Erweckung zu fördern und tiefgreifende Transformationen zu unterstützen.

Silber: Die Farbe der Intuition und des Schutzes

Silber ist eine sanfte, aber zugleich kraftvolle Farbe, die mit Intuition, Reflexion und dem Schutz vor negativen Energien in Verbindung gebracht wird. Sie ist die Farbe des Mondes und wird oft mit der weiblichen Energie und den Zyklen der Natur assoziiert. Silber fördert die innere Ruhe und hilft, sich auf die inneren Botschaften und intuitiven Eingebungen zu konzentrieren.

Silber wird auch als Farbe der Überseelen und Engel betrachtet, die uns in schwierigen Zeiten führen und schützen. In der Heilung kann Silber dazu verwendet werden, das Energiefeld zu reinigen und zu schützen, indem es negative Einflüsse abwehrt und ein Gefühl von Sicherheit und Geborgenheit schafft.

Anwendung: Silber kann in der Farbtherapie verwendet werden, um das Energiefeld zu reinigen und zu schützen. Es kann in Schmuck, Kleidung oder als Farbe in Wohnräumen integriert werden, um ein Gefühl von Schutz und Ruhe zu fördern. Besonders in Zeiten der Unsicherheit oder emotionalen Turbulenzen kann Silber eine beruhigende und stabilisierende Wirkung haben.

Gold: Die Farbe der göttlichen Weisheit und Fülle

Gold ist eine überaus spirituelle Farbe und symbolisiert göttliche Weisheit, Fülle und Erleuchtung. Es steht für die höchste Form der

Heilung und Transformation, indem es die Verbindung zu göttlichen Energien und höheren Bewusstseinsebenen stärkt. Gold repräsentiert auch die unendliche Fülle des Universums und kann helfen, ein Gefühl von Fülle, sowohl materiell als auch spirituell, in das Leben zu ziehen.

Gold wird oft verwendet, um das Kronen-Chakra zu aktivieren und die spirituelle Erleuchtung zu fördern. Es hat die Fähigkeit, das Energiefeld zu harmonisieren und in Einklang zu bringen, indem es spirituelle Blockaden auflöst und den Fluss göttlicher Energie in den Körper und Geist erleichtert.

Anwendung: Gold kann in der Heilung eingesetzt werden, um die spirituelle und körperliche Fülle zu fördern. Es ist besonders wirksam, wenn es in Meditationsräumen oder heiligen Räumen verwendet wird. Das Tragen von Goldschmuck oder die Verwendung von goldfarbenen Gegenständen in der Umgebung kann die Verbindung zu höheren Bewusstseinsebenen stärken und das Gefühl von Fülle und Erfüllung im täglichen Leben fördern.

PRAKTISCHE ANWENDUNG VON FARBFREQUENZEN IN DER HEILUNG

Um die heilende Wirkung von Farben auf die Psyche voll auszuschöpfen, können verschiedene Techniken angewendet werden.

Im Folgenden findest du einige praktische Ansätze und Übungen.

1. Farbatmung

Bei dieser Visualisierungsübung stellst du dir vor, dass du die Farbe, die du benötigst, einatmest und sich in deinem Körper ausbreiten lässt. Diese Technik kann dir helfen, gezielt emotionale Blockaden zu lösen und das Gleichgewicht wiederherzustellen.

2. Farbmeditation

Fokussiere dich während der Meditation auf eine bestimmte Farbe, um deren heilende Schwingung in deinen Geist und Körper zu integrieren. Diese Technik kann besonders nützlich sein, um spezifische emotionale Zustände zu beeinflussen.

3. Farbtherapie-Lichtquellen

Verwende farbiges Licht in deinem Wohnraum, um die Stimmung gezielt zu beeinflussen. Farblich abgestimmte Lampen oder Glühbirnen können helfen, eine Atmosphäre zu schaffen, die Heilung und Wohlbefinden fördert.

4. Kleidung und Umgebung

Integriere gezielt Farben in deine Kleidung oder in deine Wohnraumgestaltung, um deren positive Wirkung den ganzen Tag über zu nutzen.

5. Kombination von Farben

Experimentiere mit der Kombination verschiedener Farben, um eine ausgewogene und harmonische Wirkung zu erzielen. Zum Beispiel kann Blau mit Grün kombiniert werden, um sowohl Ruhe als auch Heilung zu fördern.

Wenn wir die richtigen Farben bewusst einsetzen, können wir unsere Stimmung verbessern, emotionale Blockaden lösen und unser allgemeines Wohlbefinden steigern. Die Kenntnis über die Wirkung von Farbfrequenzen ermöglicht es uns, diese Energien gezielt zu nutzen, um Heilung und Harmonie in unser Leben zu bringen.

ÜBERSICHT DER FARBFREQUENZEN UND IHRE PSYCHOLOGISCHE WIRKUNG

Farbe	Wirkung	Anwendungsgebiete im Alltag	Psychologische Aspekte und Wirkungsweisen
Rot	Leidenschaft und Vitalität	Mehr Energie bei Antriebslosigkeit	Erhöhung des Energielevels, Förderung der Motivation, Aktivierung des Tatendrangs, Ausdruck von Leidenschaft, Steigerung der Vitalität, Förderung von Aggressivität, Erhöhung der Herzfrequenz, Anregung der Blutzirkulation, Gefühl von Aufregung, Förderung starker Emotionen
Blau	Ruhe und Klarheit	Stressabbau, Entspannung	Förderung von Entspannung, Reduzierung von Stress, Stärkung von Vertrauen, Senken des Blutdrucks, beruhigende Wirkung, mehr innere Ruhe, Verbesserung der geistigen Klarheit, Linderung von Angstzuständen, Förderung des Schlafs, Gefühl von Sicherheit
Gelb	Freude und Optimismus	Steigerung der Kreativität, Aufhellung der Stimmung	Erfrischung des Geistes, Anstieg des Optimismus, Anregung des Denkens, Förderung von Fröhlichkeit, Erhöhung des Selbstbewusstseins, Aktivierung der Kreativität, Förderung neuer Ideen, Aufhellung der Stimmung, Stimulation geistiger Aktivität, Entspannung bei Überreizung

Farbe	Wirkung	Anwendungsgebiete im Alltag	Psychologische Aspekte und Wirkungsweisen
Grün	Gleichgewicht und Heilung	Stressreduktion, emotionale Stabilisierung	Beruhigung des Nervensystems, Förderung von Harmonie und Gleichgewicht, Stabilisierung der Emotionen, Abbau von Stress, Gefühl von Sicherheit, mehr innere Ruhe, Unterstützung von Heilungsprozessen, Gefühl des inneren Friedens, Schaffung eines Gleichgewichts, Verbindung zur Natur
Orange	Wärme und Enthusiasmus	Förderung von Kommunikation und sozialem Miteinander	Steigerung der Lebensfreude, Linderung von Depressionen, Aktivierung der Kreativität, Stimulation der Kommunikation, Förderung von sozialem Miteinander, erhöhte Begeisterungsfähigkeit, Förderung der emotionalen Ausgeglichenheit, mehr Optimismus und Zuversicht, Aufhellung der Stimmung, Gefühl von Wärme und Geborgenheit
Violett	Spiritualität und Transformation	Meditation, spirituelle Praktiken	Erweiterung des Bewusstseins, Vertiefung der Meditation, Lösung geistiger Spannungen, mehr innere Ruhe, Förderung der spirituellen Transformation, Zugang zu tieferen Ebenen des Geistes, Klärung des Geistes, Zugang zum höheren Bewusstsein, Beruhigung des Geistes, Stärkung der Spiritualität

Farbe	Wirkung	Anwendungsgebiete im Alltag	Psychologische Aspekte und Wirkungsweisen
Weiß	Reinheit und Klarheit	Förderung von Klarheit, Neuanfang	Förderung von Reinheit, Unterstützung von Neuanfängen, Klärung des Bewusstseins, Erfrischung des Geistes, heilungsunterstützend, Reflexion aller Farben, Verstärkung anderer Farben, Schaffung von Klarheit, Erneuerung, Verbindung mit Reinheit
Elektrisch-Violett	Spirituelle Erweckung und Transformation	Meditative Praktiken, spirituelle Erweckung	Förderung der Erleuchtung, Stärkung des Kronen-Chakras, Verbesserung des Zugangs zum höheren Selbst, Erweiterung des Bewusstseins, Unterstützung von spirituellen Praktiken, Förderung von Transformationen, Lösung alter Muster, Klärung des Geistes, Verbesserung der spirituellen Klarheit, Stärkung der universellen Weisheit
Silber	Intuition und Schutz	Schutz und Reinigung des Energiefelds	Besserer Zugang zur Intuition, Schutz vor negativen Energien, mehr innere Ruhe, Erhöhung der Reflexion, Verbindung mit der weiblichen Energie, Zugang zu inneren Botschaften, Reinigung des Energiefelds, Gefühl von mehr Sicherheit, Schutz in schwierigen Zeiten, Stabilisierung der Emotionen

Farbe	Wirkung	Anwendungsgebiete im Alltag	Psychologische Aspekte und Wirkungsweisen
Gold	Göttliche Weisheit und Fülle	Meditation, Förderung von Fülle und Reichtum	Förderung der göttlichen Weisheit, Stärkung der spirituellen Fülle, Verbindung zu höheren Bewusstseinsebenen, Aktivierung des Kronen-Chakras, Förderung der Erleuchtung, Harmonisierung des Energiefelds, Lösung spiritueller Blockaden, Erhöhung des Flusses göttlicher Energie, Förderung von Reichtum, Erhöhung des Gefühls von Fülle

FALLSTUDIEN UND ERFAHRUNGSBERICHTE

Im Folgenden teilen wir bewegende Geschichten von Menschen, die durch die Anwendung geometrischer Muster in ihrer Energiearbeit transformative Heilungserfahrungen gemacht haben. Diese Fallstudien veranschaulichen die praktische Anwendung und die tiefgreifenden Effekte der Farb- und Geistheilung, indem sie die Theorie mit der Lebenswirklichkeit verbinden.

Fallstudie 1: Die Wiederentdeckung der Stabilität – Saras Heilung durch das Quadrat

Sara, eine 34-jährige Softwareentwicklerin, litt unter schweren Angstzuständen und einem Gefühl der Entwurzelung, nachdem sie in eine andere Stadt gezogen war. Während ihrer Sitzungen mit einem Energieheiler wurde das rote Quadrat eingesetzt, um das Wurzel-Chakra zu stabilisieren. Sara visualisierte in jeder Sitzung ein leuchtend rotes Quadrat an der Basis ihrer Wirbelsäule, was ihr half, ein neues Gefühl der Sicherheit und Erdung zu entwickeln. Über mehrere Wochen hinweg bemerkte sie eine deutliche Abnahme ihrer Angstsymptome und fand schließlich den Mut, ihre neue Umgebung zu erkunden und zu genießen.

Fallstudie 2: Kreativität entfesselt – Mark und der Halbmond

Mark, ein angehender Schriftsteller, kämpfte mit einer Schreibblockade, die seine Karriere zu lähmen drohte. Sein Therapeut führte ihn in die Technik des Halbmondes ein, um das Sakral-Chakra zu aktivieren. Indem er sich einen strahlenden orangefarbenen Halbmond vorstellte, der sanft seinen Unterleib umhüllte, begann Mark, Zugang zu tief verborgenen kreativen Quellen zu finden. Diese Visualisierungstechnik half ihm, seine Blockade zu überwinden und sein erstes Romanmanuskript innerhalb eines Jahres fertigzustellen.

Fallstudie 3: Harmonie des Herzens – Elisas emotionale Heilung durch das Sechseck

Elisa, eine alleinerziehende Mutter, fühlte sich oft überwältigt von den Herausforderungen ihres Alltags. Die Anwendung des grünen Hexagons in der Heilung ihres Herz-Chakras brachte eine signifikante Wende. Durch die regelmäßige Meditation mit der Visualisierung eines grünen Hexagons, das aus ihrem Herzzentrum strahlte, erlebte sie eine Erneuerung ihres emotionalen Wohlbefindens. Diese Praxis stärkte ihre Beziehungen zu ihren Kindern und erlaubte ihr, mit mehr Liebe und Geduld zu reagieren.

Fallstudie 4: Das blaue Dreieck – Lucas‘ Weg zur geistigen Klarheit

Lukas, ein 42-jähriger Unternehmensberater, litt zunehmend unter mentalem Stress und Konzentrationsschwierigkeiten. Sein Energieheiler führte ihn in die Technik des blauen Dreiecks ein, um das Stirn-Chakra zu klären. Lucas visualisierte ein strahlend blaues Dreieck, das sich auf seiner Stirn manifestierte und seine Gedanken klärte. Nach mehreren Sitzungen bemerkte Lucas eine deutliche Verbesserung seiner geistigen Klarheit und Entscheidungsfähigkeit. Er berichtete, dass er sich wieder fokussiert und ruhig fühlte, was ihm half, Herausforderungen in seinem beruflichen Umfeld mit Leichtigkeit zu meistern.

Fallstudie 5. Die goldene Spirale – Sophies spirituelle Erweckung

Sophie, eine 29-jährige Yoga-Lehrerin, suchte nach tieferem spirituellen Verständnis und tieferer spiritueller Verbindung. Ihr Therapeut empfahl ihr, die Visualisierung einer goldenen Spirale zu praktizieren, die sich von ihrem Kronen-Chakra aus in den Himmel ausdehnt. Diese Technik half Sophie, eine stärkere Verbindung zu ihrem höheren Selbst und der universellen Weisheit zu entwickeln. Im Laufe der Zeit erlebte sie tiefgreifende spirituelle Erweckungen und fand eine neue Ebene des Friedens und der Erfüllung in ihrer spirituellen Praxis.

Fallstudie 6: Der silberne Kreis – Marias Schutz und innere Heilung

Maria, eine 50-jährige Pflegekraft, fühlte sich durch die emotionale Belastung ihrer Arbeit ausgelaugt und ungeschützt vor den negativen Energien anderer. Ihr Heiler schlug vor, dass sie sich einen silbernen Kreis um ihren Körper visualisieren solle, der wie ein schützender Schild wirkte. Durch die tägliche Praxis dieser Visualisierung fühlte Maria sich zunehmend geschützt und stellte eine Abnahme der emotionalen Erschöpfung fest. Der silberne Kreis half ihr, negative Energien abzuwehren und ihre innere Stärke zu bewahren.

Fallstudie 7: Der violette Ozean – Julians emotionale Reinigung

Julian, ein 38-jähriger Musiker, kämpfte mit tief sitzenden Gefühlen von Trauer und Verlust. Sein Therapeut führte ihn in die Technik des »Violetten Ozeans« ein, bei der er sich vorstellte, in einem Ozean aus violettem Licht zu schwimmen, das alle seine negativen Emotionen reinigte und wegspülte. Nach mehreren Wochen der Praxis fühlte Julian eine tiefe emotionale Erleichterung und berichtete, dass er sich von alten Wunden befreit fühlte. Diese Visualisierungstechnik half ihm, die Trauer abzulegen und wieder Freude und Kreativität in sein Leben zu lassen.

Diese Fallgeschichten sind nur ein kleiner Einblick in die vielfältigen Möglichkeiten, wie geometrische Muster in der Farb- und Geistheilung wirken können. Sie zeigen, dass diese alten Techniken nicht nur in der Theorie nützlich sind, sondern auch in der modernen Welt tiefe und dauerhafte Veränderungen bewirken können.

GLOSSAR

In der Welt der Energiemedizin und spirituellen Heilung eröffnen sich uns tiefe Einsichten in die subtilen Kräfte, die unser Leben durchdringen und formen. Dieses Glossar dient als Wegweiser durch die oft komplexen und mystischen Begriffe, die uns auf diesem Weg begegnen. Die Sprache der Energieheilung ist reich an Symbolik und tiefer Bedeutung, die sowohl den physischen als auch den spirituellen Aspekt unseres Seins umfasst.

Jeder Begriff, der hier erläutert wird, ist ein Schlüssel zu einem tieferen Verständnis der universellen Gesetze, die das energetische Gleichgewicht unseres Körpers und unserer Seele steuern. Ob es sich um die uralten Konzepte der Chakras, die feinstofflichen Energiefelder unserer Aura oder die modernen Ansätze der Informationsmedizin handelt – dieses Glossar bietet klare und einfühlsame Erklärungen, die den Zugang zu diesen tiefgreifenden Themen erleichtern.

Akupunktur	Eine Praxis der Traditionellen Chinesischen Medizin, bei der feine Nadeln in spezifische Punkte des Körpers eingeführt werden, um den Energiefluss (Qi) zu regulieren und Heilung zu fördern. Farben können in Kombination mit Akupunktur verwendet werden, um den therapeutischen Effekt zu verstärken.
Assimilation	Der Prozess, bei dem Nährstoffe vom Körper aufgenommen und in Energie umgewandelt werden. Hellgelb fördert die Assimilation und unterstützt so die körperliche und geistige Vitalität.

Astralreisen	Eine Erfahrung, bei der das Bewusstsein (oder der Astralkörper) den physischen Körper verlässt und sich durch die Astralebene bewegt. Diese Reisen ermöglichen tiefere spirituelle Einsichten und das Erforschen von höheren Bewusstseinsebenen.
Äther	Ein historischer Begriff, der ursprünglich als Medium für Licht und elektromagnetische Wellen verstanden wurde. Spirituell wird Äther als allgegenwärtige kosmische Energie angesehen, die das Universum durchdringt und Leben ermöglicht.
Aurafeld	Ein energetisches Feld, das den physischen Körper umgibt. Es besteht aus verschiedenen Schichten, die die emotionale, mentale und spirituelle Gesundheit einer Person spiegeln. Das Aurafeld kann durch Energiearbeit gereinigt und harmonisiert werden und damit das allgemeine Wohlbefinden fördern.
Balance der Gehirnhälften	Ein Zustand, in dem die rationale und die spirituelle Seite des Bewusstseins harmonisch zusammenarbeiten. Dieser Ausgleich wird durch bewusste Atemübungen und Visualisierungen angestrebt, um innere Klarheit und Stabilität zu erlangen.
Biofeld	Ein energetisches Feld, das den physischen Körper umgibt und in der Alternativmedizin genutzt wird, um das Wohlbefinden und die Gesundheit durch gezielte Beeinflussung dieses Feldes zu fördern. Es wird oft mit der Aura gleichgesetzt.
Biophotonen	Schwache Lichtquanten, die von lebenden Zellen emittiert werden und eine Rolle in der Zellkommunikation spielen. In der Geistheilung geht man davon aus, dass Biophotonen durch Farbfrequenzen beeinflusst werden können, um so Heilungsprozesse zu unterstützen und das Energiefeld des Körpers zu harmonisieren.

Bioplasmatische Materie	Eine feinstoffliche Substanz, die in der energetischen Heilung als Träger von Lebenskraft gilt. Diese Materie kann durch Farbfrequenzen gereinigt und revitalisiert werden und so die körperliche und energetische Gesundheit verbessern.
Biopotenzial	Die Fähigkeit biologischer Systeme, Energie zu speichern und zu nutzen. In einem spirituellen Kontext wird dies oft mit der Lebensenergie gleichgesetzt, die in jedem Lebewesen vorhanden ist und seine Vitalität und Lebenskraft bestimmt.
Blasen-meridian	Eine Energiebahn im Körper, die in der Traditionellen Chinesischen Medizin als Kanal für die Lebensenergie (Qi) gilt. Dieser Meridian beeinflusst die Gesundheit der Blase und anderer Organe und kann durch Farbtherapie harmonisiert werden.
Blaupause	Die ätherische Negativebene des Körpers, die als Vorlage für die physische Erscheinung dient. Sie enthält die Struktur des Körpers und seiner Energiezentren, vergleichbar mit einem Fotonegativ.
Blutgerinnsel	Festes Blut, das sich in einem Blutgefäß bildet und den Blutfluss behindern kann. In der energetischen Heilung wird die Auflösung von Blutgerinnseln mit spezifischen Farbfrequenzen wie Hellgrün unterstützt, um die Zirkulation zu fördern.
Bronchien	Die Atemwege, die Luft von der Luftröhre zu den Lungenbläschen transportieren. In der Farbtherapie können Farbfrequenzen wie Hellrot genutzt werden, um die Bronchien zu erweitern und die Atmung zu erleichtern.
Chlorophyll	Chlorophyll ist das grüne Pigment in Pflanzen, das für die Photosynthese verantwortlich ist. Es steht in energetischer Verbindung mit Heilung und Vitalität, da es die Essenz des Lebens in der Natur symbolisiert.

DNA-Sequenzen	Die Bausteine des Lebens, die die genetische Information in jeder Zelle enthalten. In der Geistheilung geht man davon aus, dass DNA durch Veränderungen in Denkmustern und energetischen Praktiken positiv beeinflusst werden kann, was zu physischer und spiritueller Transformation führt.
DNS (DNA)	Das genetische Material, das die Baupläne des Lebens enthält. In der spirituellen Praxis wird DNA als Trägerin von energetischen Informationen betrachtet, die durch Licht aktiviert und gereinigt werden können, um Heilung zu fördern.
Elemente (im Kontext der Energielehre)	Die grundlegenden Kräfte der Schöpfung, traditionell als Erde, Wasser, Feuer, Luft und Äther betrachtet. Diese Elemente sind die energetischen Bausteine des Universums und spielen eine zentrale Rolle in der Harmonisierung und Balance von Körper und Geist.
Energetische Balance	Ein Zustand, in dem alle Energiefelder des Körpers harmonisch miteinander funktionieren. Farben wie Silber und Gold werden verwendet, um die energetische Balance wiederherzustellen und das spirituelle Wachstum zu fördern.
Energetische Blockaden	Stellen im Energiefeld, an denen der Fluss der Lebensenergie gestört ist, oft verursacht durch emotionale oder physische Traumata. Sie können zu physischen oder psychischen Symptomen führen und werden in der Heilung durch gezielte Energiearbeit gelöst.
Energetische Diagnostik	Ein Verfahren zur Erkennung von Energieblockaden und -imbalancen im Körper. Dies kann durch spirituelle Praktiken wie Pendeln oder durch technische Instrumente geschehen, die energetische Unstimmigkeiten aufzeigen.

Energetisieren	Das Aufladen eines Bereichs des Körpers oder der Aura mit heilender Energie durch Handbewegungen oder Visualisierungen, um die Lebenskraft zu erhöhen und die Heilung anzustoßen. Es bringt das energetische Gleichgewicht zurück.
Energie-Spirale	Eine Visualisierungstechnik, bei der man sich eine spiralförmige Bewegung der Energie vorstellt, um Heilung, Reinigung oder Energetisierung zu fördern. Die Richtung der Spirale bestimmt den energetischen Effekt.
Energie-blockaden	Unterbrechungen oder Stauungen im natürlichen Fluss der Lebensenergie durch den Körper. Diese Blockaden können sowohl körperliche als auch emotionale Gesundheitsprobleme verursachen und müssen durch energetische Techniken gelöst werden.
Energie-frequenzen	Die spezifischen Schwingungen, die Energie in verschiedenen Formen durch den Körper und das Umfeld leiten. Diese Frequenzen können heilend wirken und haben direkte Auswirkungen auf den physischen und energetischen Körper.
Energieinformative Kanäle	Konzepte in der Energieheilkunde, die sich auf die Bahnen beziehen, durch die Energie und Informationen im Körper und im Biofeld fließen. Diese Kanäle müssen frei von Blockaden sein, um eine optimale Gesundheit und spirituelle Balance zu gewährleisten.
Energie-medizin	Eine Heilungsmethode, die den Fluss und die Harmonisierung von Energie im Körper nutzt, um Gesundheit und Wohlbefinden zu fördern. Sie basiert auf der Vorstellung, dass der Energiekörper und der physische Körper untrennbar verbunden sind.
Epilepsie	Eine neurologische Störung, die durch wiederkehrende Anfälle gekennzeichnet ist. Energetisch betrachtet, kann sie mit einem Ungleichgewicht in den höheren Energiezentren zusammenhängen und erfordert eine Harmonisierung des Energiefeldes.

Erdenergie	Die Energie, die mit den Farben Rot, Orange und Gelb verbunden ist. Diese Farben haben niedrige Schwingungen und wirken kraftvoll und erdend, ideal für physische Heilungen und die Stabilisierung der Lebensenergie.
Farbschwingungen (Frequenzen)	Die energetische Vibration, die jede Farbe aufgrund ihrer Wellenlänge besitzt. Diese Schwingungen interagieren mit den Energiefeldern des Körpers und können Heilungsprozesse anstoßen und fördern, indem sie spezifische physische und emotionale Zustände beeinflussen.
Farbvisualisierung	Eine Technik, bei der man sich vorstellt, dass bestimmte Farben in die Chakras oder den Körper fließen, um deren heilende Schwingungen zu integrieren. Dies wird oft in der Farbheilung verwendet, um emotionale und energetische Balance zu fördern.
Farbwolken	Sanfte, farbige Nebel, die in der Visualisierung verwendet werden, um den Körper mit heilender Energie zu umhüllen. Diese Wolken repräsentieren die Essenz der Farben und fördern Harmonie und Heilung auf allen Ebenen.
Feuerenergie	Eine dynamische Kraft, die in den Chakras wie Solarplexus und Sakral-Chakra wirkt. Sie fördert Transformation, Aktivität und Lebenskraft.
Gallenfluss	Der Prozess, bei dem die Galle vom Körper produziert und in den Darm geleitet wird. Störungen im Gallenfluss können auf energetische Ungleichgewichte hinweisen, die durch spezifische Farbfrequenzen harmonisiert werden können.
Gallenstau	Ein Zustand, bei dem der Gallenfluss blockiert ist, was zu Schmerzen und Entzündungen führen kann. In der spirituellen Heilung wird Gallenstau oft durch emotionale Blockaden symbolisiert, die durch Farbtherapie gelöst werden können.

Gedanken-muster	Die wiederkehrenden Gedankenstrukturen, die unser Verhalten und unsere Wahrnehmung der Welt beeinflussen. Negative Gedankenmuster können sich in Form von Krankheiten und emotionalen Blockaden manifestieren. Positive Gedankenmuster hingegen fördern Gesundheit und Wohlbefinden.
Geometrische Muster	Bestimmte Formen wie Kreise, Quadrate und Dreiecke, die in der Energiemedizin als Werkzeuge verwendet werden, um den Energiefluss zu leiten und zu verstärken. Diese Muster unterstützen die Heilung und Harmonisierung von Körper und Geist.
Gräuliche Energie	Eine negative oder blockierte Energieform, die zwischen den Gehirnhälften oder in anderen Bereichen des Körpers auftreten kann. Sie wird durch energetische Reinigungsprozesse beseitigt, um die Harmonie im Energiesystem wiederherzustellen.
Indigo	Eine tiefblaue Farbe, die in der Farbtherapie für das Stirn-Chakra verwendet wird. Sie symbolisiert Intuition, Weisheit und spirituelle Einsicht und unterstützt die Aktivierung höherer Bewusstseinsebenen.
Informations-medizin	Ein Ansatz in der Heilkunde, der darauf basiert, dass der Körper auf der Ebene von Informationen heilbar ist. Diese Theorie geht davon aus, dass alles im Universum Energie ist und dass diese Energie durch Informationen gesteuert werden kann.
Intention	Der bewusste Einsatz des Geistes, um durch fokussierte Gedanken oder Visualisierungen heilende Prozesse zu initiieren. Intention ist ein zentrales Element in der energetischen Heilung und dient dazu, die Richtung und Qualität der Energiearbeit zu lenken.
Ketherischer Körper	Die siebte Auraschicht, die die höchsten spirituellen Schwingungen enthält. Sie erscheint in goldweißer Farbe, umfasst den Lebensplan und die Erfahrungen aller Inkarnationen und existiert nach dem Tod weiter.

Kiefer-Neben-Chakras	Energiepunkte im Bereich des Kiefers, die in der energetischen Heilung genutzt werden, um Spannungen im Kopf und Hals zu lösen und die energetische Kommunikation im Bereich des Kopfes zu verbessern.
Kirlian-fotografie	Eine fotografische Technik, die verwendet wird, um die Aura oder das Energiefeld von Lebewesen sichtbar zu machen. Sie zeigt die Energie, die von einem Körper ausgestrahlt wird, und kann zur Diagnose von energetischen Ungleichgewichten eingesetzt werden.
Knochen-energie	Energie, die durch das Wurzel-Chakra fließt und die Festigkeit und Stärke des Knochengerüsts sowie von Haaren und Zähnen unterstützt. Blockaden können zu physischen und energetischen Schwächen führen.
Kohärenz	Ein Zustand, in dem Lichtwellen oder energetische Schwingungen geordnet und synchronisiert sind. Kohärente Lichtwellen, wie bei Biophotonen oder Laserlicht, ermöglichen präzise Informationsübertragung und fördern Heilung auf zellulärer Ebene.
Komplementärfarbe	Farben, die sich im Farbkreis gegenüberliegen und sich energetisch ausgleichen. In der Farbtherapie werden Komplementärfarben genutzt, um Balance zu schaffen und übermäßige Energie oder Defizite in den Chakras auszugleichen.
Kristalline Liege	Eine metaphorische Darstellung in der Visualisierung, auf die man sich selbst oder andere zur Heilung legt. Sie symbolisiert Reinheit, Klarheit und die heilende Kraft des Lichtes und dient als Raum für Vergebung und Loslassen.
Leberfrequenz	Die energetische Schwingung, die speziell mit der Leber verbunden ist und bei der Reinigung und Energetisierung dieses Organs verwendet wird. Sie unterstützt die Filterfunktion der Leber und die Blutzirkulation.

Lichtfeldaktivierung	Eine energetische Technik, die Farben, Visualisierungen und Intentionen kombiniert, um energetische Ungleichgewichte zu korrigieren. Diese Methode aktiviert und harmonisiert die Chakras, fördert Heilung und unterstützt die emotionale und physische Gesundheit.
Luftenergie	Die Energie, die mit den Farben Grün und Blau verbunden ist. Diese Farben haben mittlere Schwingungen und fördern Heilung und Ruhe, besonders im emotionalen und mentalen Bereich.
Lymphfluss	Der Prozess, bei dem die Lymphe durch das lymphatische System des Körpers zirkuliert. Hellgelb kann den Lymphfluss stimulieren und so das Immunsystem stärken und die Entgiftung fördern.
Manifestation	Der Prozess, durch den Gedanken, Gefühle oder Energieformen in die physische Realität umgesetzt werden. Negative Gedankenmuster können sich als Krankheiten oder Leiden manifestieren, während positive Absichten zu Heilung und Erfolg führen können.
Melatonin	Ein Hormon, das den Schlaf-Wach-Rhythmus reguliert. In der Geistheilung ist Melatonin ein wichtiger Faktor, da es durch Lichtfrequenzen beeinflusst werden kann, insbesondere durch die Exposition gegenüber blauem Licht, was die Schlafqualität beeinflussen kann.
Milz-Chakra	Ein Neben-Chakra, das für die Reinigung des Blutes und die Stärkung des Immunsystems verantwortlich ist. Es ist eng mit der Vitalität und der energetischen Abwehr des Körpers verbunden.
Nabel-Chakra	Ein Energiezentrum im Bauchbereich, das mit der emotionalen Stabilität, mit Kreativität und Selbstwertgefühl verbunden ist. Es beeinflusst das Verdauungssystem und ist oft bei emotionalen Belastungen aus dem Gleichgewicht.

Pastelltöne	Sanfte, gedämpfte Farben, die in der Farbtherapie verwendet werden, um subtile energetische Veränderungen zu bewirken, ohne den energetischen Körper zu überreizen.
Pendel	Ein Werkzeug, das traditionell genutzt wird, um über feinstoffliche Energien und das Unterbewusstsein Informationen zu erhalten. Es wird in der energetischen Heilung verwendet, um Blockaden und Ungleichgewichte in den Chakras oder im Energiefeld zu identifizieren.
Plasmaenergie	Eine energetische Form, die im Zusammenhang mit dem physischen Körper steht. Diese Energie kann durch Farbfrequenzen beeinflusst werden, um Heilung und Reinigung von stagnierenden Energien zu fördern.
Qi	Lebensenergie, die durch den Körper und alle Lebewesen fließt. In der energetischen Heilung wird das Gleichgewicht des Qi als essenziell für Gesundheit und Wohlbefinden betrachtet.
Quantenphysik	Die Wissenschaft der kleinsten Teilchen, die die Gesetze beschreibt, die auf atomarer und subatomarer Ebene wirken. Sie erklärt, wie Energiezustände und -übertragungen in diesen Dimensionen unser gesamtes Sein beeinflussen können.
Rhesusfaktor	Ein Protein auf der Oberfläche der roten Blutkörperchen, das in der Medizin bei Bluttransfusionen und Schwangerschaften von Bedeutung ist. In der spirituellen Heilung wird der Rhesusfaktor oft als Einfluss auf das energetische Gleichgewicht betrachtet.
Rutengehen	Eine Methode zur Erkennung von Erdstrahlen, Wasseradern oder anderen energetischen Phänomenen mittels einer Wünschelrute. Diese Technik wird häufig in der Geobiologie zur Bestimmung von energetisch belasteten Orten genutzt.

Schwingungserhöhung	Ein Prozess, bei dem die energetische Frequenz des Körpers durch Lichtvisualisierung erhöht wird, um das Bewusstsein zu erweitern und die spirituelle Entwicklung zu fördern.
Sehpurpur	Sehpurpur, auch als Rhodopsin bekannt, ist ein lichtempfindliches Pigment in den Augen, das für das Sehen bei schwachem Licht verantwortlich ist. Energetisch fördert es Klarheit und die Fähigkeit, die »wahre Natur« der Dinge zu erkennen.
Sphäre	Eine schützende, energetische Hülle, die in der Visualisierung um den Körper gelegt wird, um vor negativen Energien zu schützen und die innere Balance zu bewahren. Sie wird oft farbig visualisiert, um die gewünschte Wirkung zu erzielen.
Spiralentechnik	Eine Visualisierungsmethode zur Aktivierung und Harmonisierung der Chakras, bei der man sich eine Spirale in der entsprechenden Chakrafarbe vorstellt, um die Energieflüsse zu verstärken und zu balancieren.
Subbewusstsein	Der Teil des Geistes, der tief verborgen liegt und unbewusst Gedanken, Verhaltensmuster und Emotionen steuert. Es ist ein Schlüsselbereich in der energetischen Heilung, da es viele unbewusste Blockaden und Traumata beherbergen kann.
Teilchengröße	Ein Begriff, der beschreibt, wie »dicht« oder »fein« eine Farbfrequenz ist. Farben mit großen Teilchen (z. B. Rot) haben eine tiefere, erdigere Wirkung, während Farben mit feineren Teilchen (z. B. Violett) subtilere, höhere Energien transportieren.
Tetraeder	Ein vierflächiges geometrisches Symbol, das in der energetischen Heilung verwendet wird, um Heilfrequenzen zu konzentrieren und gezielt in bestimmte Körperbereiche zu lenken. Es verstärkt die Heilwirkung.

Thymusdrüse	Eine Drüse, die eine zentrale Rolle im Immunsystem spielt und mit dem Herz-Chakra verbunden ist. Sie stärkt die Abwehrkräfte und symbolisiert durch die Farbe Grün die Verbindung zu Liebe und Mitgefühl.
Toxine	Energetische oder physische Substanzen, die dem Körper schaden und durch energetische Heilung entfernt werden können. Sie blockieren den Energiefluss und schwächen das Energiesystem.
Überbewusstsein	Das höchste Niveau des Bewusstseins, das mit universeller Weisheit und tiefem spirituellen Verständnis verbunden ist. Es wird oft in tiefen meditativen Zuständen oder durch spirituelle Praktiken erreicht, um höhere Einsichten zu erlangen.
Unendlichkeitszeichen	Ein Symbol, das oft in der Meditation und in der spirituellen Arbeit verwendet wird, um die Unendlichkeit und ewigen Kreisläufe des Lebens zu repräsentieren. Es öffnet Kanäle für höhere Kommunikation und Engelkontakte.
Urogenitalsystem	Das System des Körpers, das die Harnorgane und die Fortpflanzungsorgane umfasst. Es spielt eine zentrale Rolle bei der Ausscheidung und Fortpflanzung, beeinflusst durch das Sakral-Chakra.
Vibrationsfrequenzen	Ähnlich wie Energiefrequenzen, bezieht sich dieser Begriff auf die spezifische Rate, mit der energetische Strukturen schwingen. Diese Schwingungen beeinflussen den Gesundheitszustand und das Wohlbefinden auf subtile und tiefe Weise.
Zirbeldrüse	Ein kleines, aber mächtiges Organ im Gehirn, das als Verbindung zwischen den physischen und spirituellen Ebenen dient. Sie spielt eine wichtige Rolle bei der Intuition, dem inneren Sehvermögen und der Balance der Gehirnhälften.

TABELLE: HEILFARBEN MIT CHAKRAS

Heilfarbe	Heilungsimpuls	Heileffekt	Beispiele
Rot	Erwärmende Wirkung	Stärken und Anregen	Erhöht Energie bei niedrigen Chakra-Ebenen, verbessert die allgemeine Energie, unterstützt unempfindliche Organe und fördert den Blutfluss.
Gelb	Festigende Wirkung	Festigen, Initiieren und Auflösen	Fördert das Gewebewachstum und unterstützt die Heilung von Wunden.
Orange	Vertreibend durch Teilung oder Sprengung	Schnelle, intensive Reinigung und Entfernung	Lindert Verstopfung und beseitigt starke Blockaden in unempfindlichen Bereichen.
Grün	Zersetzend durch Hacken	Reinigung, Auflösen von Blockaden, Lockerung und Desinfektion	Reinigt und energetisiert sowohl empfindliche als auch unempfindliche Bereiche.
Blau	Kühlende Wirkung	Beruhigen, Lokalisieren und Hemmen	Stillt oder reduziert Blutungen, lindert Schmerzen und stabilisiert die Energie.

Grün-blau	Kühlend und zersetzend	Intensive Desinfektion und Beruhigung	Wirkt schmerzlindernd.
Violett	Umfassende Eigenschaften	Reinigung, Desinfektion und Regeneration; verstärkt andere Energien	Reinigt und energetisiert alle Bereiche, sowohl empfindliche als auch unempfindliche.
Elektrisch-violett	Umfassend, aber stärker	Wie Violett, jedoch effektiver	Reinigt und energetisiert alle Bereiche und hilft bei emotionalen Störungen.

PERSÖNLICHE GESUNDHEITSPROBLEME VON ENERGETIKERN UND DEREN LÖSUNGEN

Als Energetiker und Energetikerin hilfst du anderen Menschen, ihre Energien zu harmonisieren und Blockaden zu lösen. Doch auch du bist nicht vor gesundheitlichen Herausforderungen gefeit. In diesem Kapitel werden wir die häufigsten gesundheitlichen Probleme beleuchten, die bei dir auftreten können, und dir praktische Lösungsansätze zur Vorbeugung und Heilung aufzeigen.

Viele berichten von Schmerzen in den Fingergelenken, Händen oder Armen. Diese Beschwerden können durch die Absorption kranker ätherischer Materie von Klienten entstehen. Um dies zu vermeiden, solltest du dir nach jeder Sitzung gründlich die Hände und Arme waschen, vorzugsweise mit einer Mischung aus Salz und Wasser. Diese einfache, aber effektive Methode verhindert die Aufnahme schädlicher Energien, die langfristig zu Erkrankungen wie Arthritis führen können.

Ein weiteres häufiges Problem ist die unbewusste Übernahme von Symptomen oder Beschwerden. Dies kann passieren, wenn kranke ätherische Materie vollständig in dein System eindringt. Um dies zu verhindern, solltest du unbedingt nach jeder Behandlung deine Hände und Arme waschen und regelmäßig eine energetische Abfallentsorgungseinheit nutzen. Diese Maßnahmen helfen, die Aufnahme negativer Energien über die Beine zu minimieren. Nach der

Behandlung mehrerer Klienten in einer Sitzung ist es ratsam, eine Dusche zu nehmen, um den gesamten Körper zu reinigen. Verwende dazu Salz oder salzhaltiges Wasser, um die reinigende Wirkung zu verstärken. Du wirst spüren, wie sich dein Körper leichter und befreiter anfühlt.

Energetiker können anfälliger für Infektionskrankheiten sein, insbesondere wenn sie sich nach emotionalen Ausbrüchen oder intensiven negativen Gefühlen niedergeschlagen fühlen. Diese negativen Emotionen können zu einer vorübergehenden Erschöpfung der eigenen Energie und einer Schwächung der Aura führen. Um dies zu vermeiden, heile nicht, wenn du dich emotional instabil fühlst, und verwende keimtötende Seife zum Waschen der Hände und Arme.

Nach intensiven Heilungsbehandlungen kannst du dich müde oder erschöpft fühlen. Dies geschieht häufig, wenn die Menge der ausgestoßenen Energie die der aufgenommenen Energie übersteigt. Heile deine Klienten langsam und schrittweise, um deine Energie im Gleichgewicht zu halten. Geduld und eine bewusste Energiezufuhr sind der Schlüssel zur Vermeidung von Erschöpfung. Einige Energetiker und Energetikerinnen besitzen von Natur aus ein hohes Energieniveau oder haben dies durch diszipliniertes Training erreicht. Ein hohes Energieniveau ist nicht die Regel, sondern die Ausnahme. Es kann durch eine bestimmte Lebensweise, wie eine vegetarische Ernährung, mäßiges Sexualleben, emotionales Gleichgewicht und regelmäßige körperliche Betätigung gefördert werden.

Hellsichtige Untersuchungen zeigen, dass Vegetarier oft einen feineren ätherischen Körper und eine hellere, dichtere innere Aura haben. Eine vegetarische Ernährung ist vorteilhaft, aber nicht zwingend notwendig. Jeder sollte die Ernährungsweise wählen, die für ihn am besten funktioniert.

Nach der Behandlung kann es vorkommen, dass Energetiker ihre Klienten unbewusst weiter energetisieren. Stelle dir nach der Behandlung vor, dass die energetischen Stränge zwischen dir und deinem Klienten durchtrennt werden, um diese Verbindung zu kappen. Halte einen gewissen Abstand zu wartenden Klienten und nimm regelmäßig erholsame Urlaube, um deinen Körper wieder aufzuladen.

Es ist für dich essenziell, auf die eigene Gesundheit zu achten und präventive Maßnahmen zu ergreifen. Regelmäßige Reinigung, bewusste Energiezufuhr und emotionale Stabilität sind entscheidend, um langfristig gesund und leistungsfähig zu bleiben. Nutze die hier vorgestellten Techniken und Empfehlungen, um deine eigene Energie zu schützen und zu stärken, während du anderen hilfst.

ETHISCHE LEITLINIEN FÜR ENERGETIKER

In der Praxis der Energieheilung trägst du eine große Verantwortung – nicht nur für das körperliche und geistige Wohl deiner Klienten, sondern auch für die ethischen Standards deiner Arbeit. Diese Leitlinien sollen sicherstellen, dass du deine Fähigkeiten im Einklang mit den höchsten moralischen und ethischen Prinzipien ausübst.

1. Pflicht zur Heilung

Als Energetiker hast du die Pflicht, stets dein Bestes zu geben, um deine Klienten zu heilen und deren Leiden zu lindern. Diese Verantwortung erfordert Hingabe, kontinuierliche Weiterbildung und ein tiefes Verständnis für die Methoden und Techniken der Energieheilung.

2. Angemessene Vergütung

Du hast das Recht, für deine Leistungen eine angemessene Vergütung zu verlangen. Dabei ist es wichtig, überhöhte Gebühren zu vermeiden, die deine Klienten unangemessen belasten könnten. Ein fairer Preis sollte die Zeit, den Aufwand und die Expertise widerspiegeln, die du in deine Arbeit investierst, ohne deine Klienten finanziell zu überfordern.

3. Keine Diskriminierung aufgrund von Zahlungsunfähigkeit

Unter keinen Umständen solltest du einen Klienten aufgrund von Armut oder Zahlungsunfähigkeit abweisen oder vernachlässigen. Jeder Mensch hat das Recht auf Heilung, unabhängig von seinen finanziellen Möglichkeiten. Es ist deine Pflicht, Wege zu finden, um auch bedürftigen Menschen zu helfen, sei es durch flexible Zahlungsmodalitäten, Rabatte oder ehrenamtliche Arbeit.

4. Vertraulichkeit wahren

Als Heiler solltest du stets die Vertraulichkeit der Informationen über deine Klienten wahren. Die Offenlegung sensibler Informationen kann den Klienten in Verlegenheit bringen oder ihm schaden. Halte alle persönlichen und gesundheitlichen Informationen strikt vertraulich und teile sie nur mit ausdrücklicher Zustimmung des Klienten und nur, wenn es absolut notwendig ist.

5. Keine Ausnutzung von Klienten

Unter keinen Umständen solltest du als Heiler sexuelle oder andere unethische Vorteile aus deinen Klienten ziehen. Die Heilung sollte, wann immer möglich, im Freien oder in Anwesenheit anderer Personen stattfinden. Vermeide es, Behandlungen in geschlossenen Räumen durchzuführen, in denen du allein mit dem Klienten bist, um jegliches Missverständnis oder unangemessenes Verhalten zu vermeiden.

6. Verantwortungsvoller Umgang mit Macht

Missbrauche niemals deine Macht als Heiler. Die Fähigkeit, unsichtbare subtile Energien zu manipulieren, sollte stets zum Wohl deiner Klienten eingesetzt werden. Macht ist neutral; sie wird gut, wenn sie konstruktiv und zum Wohle anderer eingesetzt wird, und schlecht, wenn sie destruktiv genutzt wird. Nutze deine Fähigkeiten immer zum Heilen und niemals zum Schaden anderer.

Diese ethischen Leitlinien sollen dir als Energetiker und Energetikerin dabei helfen, deine Arbeit mit Integrität und Respekt auszuüben. Deine Rolle als Heiler/Heilerin ist nicht nur eine berufliche, sondern auch eine moralische Verantwortung. Indem du dich an diese Grundsätze hältst, stellst du sicher, dass du das Vertrauen deiner Klienten verdienst und deine Fähigkeiten zum größtmöglichen Nutzen der Gesamtheit einsetzt. Deine Praxis der Energieheilung wird dadurch nicht nur effektiver, sondern auch ethisch fundiert und respektiert.

QUELLEN UND LITERATURVERZEICHNIS

Babbitt, Edwin: The Principles of Light and Color, Boston: Graham & Nichols, 1878.

Brennan, Barbara: Hands of Light: A Guide to Healing Through the Human Energy Field, New York: Bantam Books, 1988.

Dinshah, Darius: Let There Be Light: Practical Manual for Spectro-Chrome Therapy, Malaga: Dinshah Health Society, 1996.

Elliot, A. J., Maier, M. A.: »Color and psychological functioning: A theoretical review and empirical investigation«, Review of General Psychology, 2014., https://journals.sagepub.com/doi/10.1037/gpr0000012

Gimbel, Theo: The Healing Power of Color, London: HarperCollins, 1993.

Kim, T.-S., et al.: »Blue light exposure reduces proliferation of vascular smooth muscle cells via NOX4-derived ROS production«, Free Radical Biology and Medicine, 2017.

Klotsche, Charles: Color Medicine: The Secrets of Color Vibrational Healing, Prescott: Light Technology Publishing, 1993.
https://www.sciencedirect.com/science/article/pii/S0891584917301338

Liberman, Jacob: Light: Medicine of the Future, Santa Fe: Bear & Company, 1991.

Mandel, Peter: Esogetische Medizin: Praxis der Farbpunktur, Heidelberg: Haug, 2007.

Martel, Anadi: Light Therapies: A Complete Guide to the Healing Power of Light, Rochester: Healing Arts Press, 2018.

Popp, F.-A. & Gu, Q.: Biophotonen: Das Licht in unseren Zellen, Stuttgart: Hippokrates Verlag, 1998.
ders., Gu, Q., et al.: »Biophotons as subtle energy carriers«, Evidence-Based Complementary and Alternative Medicine, 2009. https://www.ncbi.nlm.nih.gov/pmc/articles/PMC3155266/
ders., »Biophotons: Ultraweak Light Impulses Regulate DNA«, Electromagnetic Biology and Medicine, 2003. https://www.tandfonline.com/doi/abs/10.1081/JBC-120020403

Saraydarian, Torkom: The Psyche and Psychism: Volume III, Color, Sound, and Healing, Sedona: TSG Publishing Foundation, 2001.

Wills, Pauline: Colour Healing Manual: The Complete Colour Therapy Programm Revised Edition, London: Gaia Books, 2005.
Woldetsadik, M., Godbout, R., et al.: »Photobiomodulation by Red Light-Emitting Diodes Enhances Wound Healing in Diabetic Mice«, Journal of Biomedical Optics, 2015. https://pubmed.ncbi.nlm.nih.gov/25935146/

VISION DER HEILERAKADEMIE

Unsere Bildungsstätte verbindet Komplementärmedizin mit energetischen Heilmethoden und humanenergetischen Inhalten.

Überzeugungen:

- Heilung ist ein ganzheitlicher Prozess.
- Therapeuten sollten ihre eigenen Erfahrungen reflektieren.
- Der Mensch steht im Mittelpunkt.
- Werte wie Toleranz und Respekt sind uns wichtig.

Unsere Akademie:

- Wir pflegen empathische Lehrmethoden.
- Wir unterstützen die individuelle Entwicklung.
- Wir integrieren aktuelle wissenschaftliche Erkenntnisse.

Unsere Lernenden:

- Ziel: Umfangreiche berufliche Fertigkeiten vermitteln.
- Persönliche Entwicklung ist uns wichtig.
- Ein offener Austausch ist essenziell.
- Menschen jeden Alters und Hintergrunds sind willkommen.

DIE DEUTSCHE HEILERSCHULE

Ihr Interesse an Energieheilkunde und Bewusstseinsbildung erfüllt uns mit Freude. Unser engagiertes Dozententeam hat ein Lehrprogramm entwickelt, das tieferes Selbstverständnis ermöglicht und innovative Karriereperspektiven in der komplementären Medizin eröffnet. Gegründet 2005, haben über 5000 Lernende aus D/A/CH teilgenommen. Unsere Kurse wurden erfolgreich von Fachkräften integriert oder als Berufung gewählt.

Es ist entscheidend, den Zusammenhang von physischem, emotionalem und geistigem Wohlbefinden zu verstehen. Die zukünftige Medizin betrachtet Erkrankungen als energetische Unausgewogenheiten. Ansätze wie HumanQantenEnergetik oder Bioresonanz sind Vorboten dieses Paradigmenwechsels.

Für Fragen oder Beratung stehen wir gerne zur Verfügung.

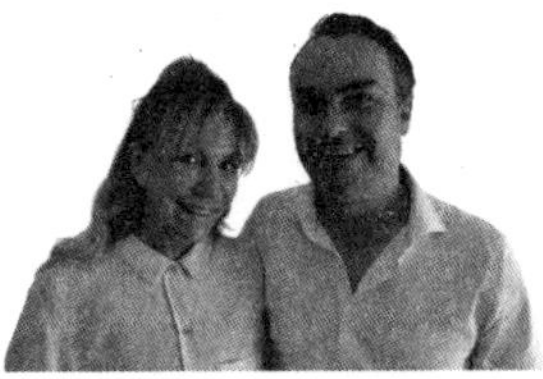

Brigitte Seidl-Lichtenberg ist Mitgründerin der renommierten Heilerschule in Deutschland. Erst im Erwachsenenalter begann sie, ihre besonderen Wahrnehmungen zu erforschen und für sich und andere einzusetzen.

Sebastian Lichtenberg suchte nach dem Verlust seiner Mutter in jungen Jahren nach alternativen Heilmethoden und entdeckte dabei das geistige Heilen. Die Wege der beiden Autoren kreuzten sich, und 2003 gründeten sie in Seefeld, Bayern, die »Deutsche Heilerschule«.

Hier können sich Interessierte beispielsweise als »HumanQuanten-Energetiker« oder »Mediale Lebensberater« ausbilden lassen. Die

Kurse sind praxisorientiert und ziehen Suchende, aber auch Ärzte, Physiotherapeuten und Fachleute aus verschiedenen Bereichen an. Zentral ist das Arbeiten mit Quantenbewusstsein und Informationsfeldern zur Heilung. Die Gründer setzen sich für die Zusammenarbeit von traditioneller Medizin und Energieheilkunde ein und bieten Ausbildungen zum HumanQuanten-Energetiker und Master an, die moderne Heiltechniken vermitteln.

Mehr Informationen unter:
https://www.deutsche-heilerschule.de
Deutsche Heilerschule, Uneringerstr. 1, D-82229 Seefeld

Das Online-Seminar Energetik-Healing zum Buch:
In unserem Online-Kurs »Energetik-Healing« laden wir dich ein, eine transformative Reise anzutreten, um dein wahres Selbst zu erkunden und ein Leben voller Harmonie und Frieden zu führen.

Warum teilnehmen?
- Erfülle dein Leben mit Harmonie und Frieden.
- Verstehe und verbessere deine Gesundheit auf allen Ebenen.

Im Online-Seminar wirst du:
- Bewusstsein und Energiezentren erforschen
- Das Geheimnis der menschlichen Aura entdecken
- Die heilende Kraft der Atmung kennenlernen
- Die Kunst der Selbstregulierung meistern
- Techniken zur Auflösung von Energieblockaden lernen
- Die Wechselwirkung zwischen Biofeld und Äther verstehen

Zusätzlich bekommst du:
- Praktische Übungen zur Stärkung deiner Energie

- Tipps zur Vorbeugung und Behandlung von Krankheiten
- Strategien zum Schutz vor negativen Energien
- Anleitungen zur Reinigung disharmonischer Energien

Entdecke deine verborgenen Fähigkeiten und finde dein inneres Gleichgewicht. Beginne deine Reise zu ganzheitlicher Heilung!

Anmeldung zum Onlineseminar:
Mehr Informationen unter:
https://portal.deutsche-heilerschule.de/seminare_ausbildungen/

Harmonie von Körper und Geist

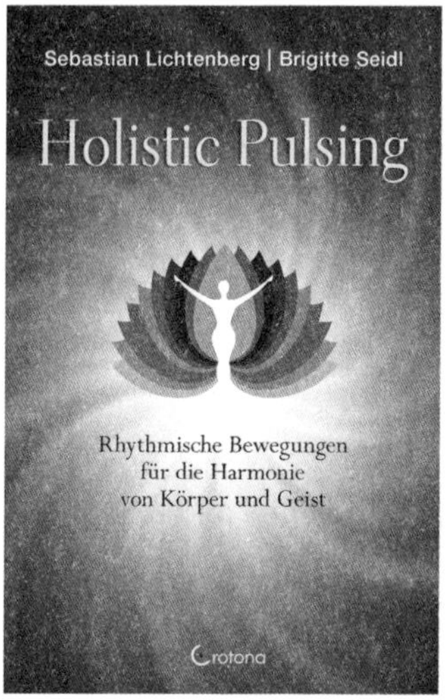

Brigitte Seidl-Lichtenberg
und Sebastian Lichtenberg
Holistic Pulsing
Rhythmische Bewegungen für die Harmonie von Körper und Geist

Nahezu alle Menschen haben den Zugang zu ihrem „inneren Heilsein" weitgehend verloren. Sie sind überwältigt von den zahllosen aggressiven, zumeist negativen Energiefeldern, die im Alltag ununterbrochen auf sie einströmen und sie beeinflussen. Es ist ein „Verlust der Mitte" eingetreten!
Durch die harmonischen Wiegebewegungen und das leicht pulsierende Schwingen des „Holistic Pulsing" gelingt es auf sanfte, fast mühelose Weise, die gestörte Harmonie des Körpers wiederherzustellen. Blockaden, die sich gebildet haben, können so allmählich gelöst werden – und der Mensch findet zurück in den „Fluss des Lebens".
Eine wundervolle Weiterentwicklung von Reich'scher Körperarbeit und Bioenergetik, die heilsame Einflüsse auf das physische und feinstoffliche Wesen des Menschen ausströmen lässt!

ISBN: 978-3-86191-082-4 (Crotona Verlag)

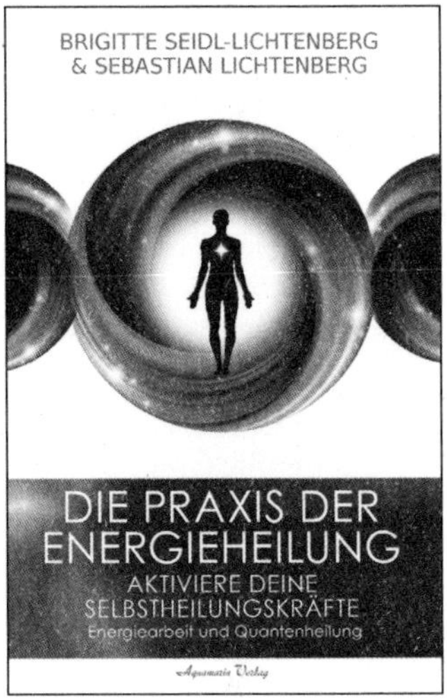

Brigitte Seidl-Lichtenberg
und Sebastian Lichtenberg
Die Praxis der Energieheilung
– Aktiviere deine Selbstheilungskräfte
Energiearbeit und Quantenheilung

Die faszinierende Welt der Energieheilkunde! Das Buch bietet einen tiefen und umfassenden Einblick in die vielfältigen Facetten alternativer Heilmethoden. Durch ein harmonisches Zusammenspiel von traditionellem Wissen und neuesten wissenschaftlichen Erkenntnissen präsentieren die beiden Autoren, die die Heilerschule am Ammersee in Bayern leiten, eine praxisnahe Anleitung für ein Leben in Harmonie, Frieden und Gesundheit. Die einzigartige Verbindung von altem Wissen und moderner Forschung richtet sich an alle, die sich für alternative Heilmethoden, Energiearbeit und die Schnittstelle von Tradition und Wissenschaft interessieren.
Viele Bücher haben bereits versucht, das Thema Energieheilkunde zu beleuchten, doch in diesem Buch überzeugt die einzigartige Kombination von traditionellen Konzepten wie Chakras und feinstofflichen Körpern sowie der Aura, ergänzt durch moderne Erkenntnisse aus der Quantenphysik. Theorie und Praxis verschmelzen, denn theoretische Erklärungen gehen Hand in Hand mit praktischen Übungen. Selbstheilungspotenziale können so aktiviert werden und eine Selbstheilung ermöglichen.

ISBN: 978-3-89427-945-5

Selbstheilungskräfte aktivieren

Wahre Heilung beginnt im Inneren

Katarina und Peter Michel
12 Gesetze der Heilung
Die Hintergründe von Gesundheit und Krankheit

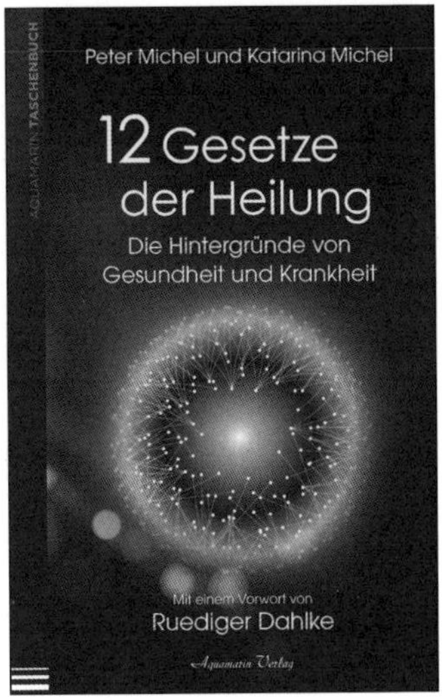

Katarina und Peter Michel befassen sich seit vielen Jahren mit der Erforschung der Gesetzmäßigkeiten, die hinter den vielfältigen Heilerfolgen wirken – oder auch für das Scheitern in zahlreichen Behandlungen verantwortlich zeichnen. Dabei spielt es keine Rolle, ob die klassische Geistheilung angewendet wird oder Reiki, ob man Bach-Blüten verabreicht oder Aura-Soma-Öle. Hinter allen Systemen stehen unverbrüchliche, ewige GESETZE. Alle Heilungsmethoden können nicht nachhaltig wirken, solange die inneren Voraussetzungen für eine wahre Heilung nicht gegeben sind. Der Blick dieser Studie richtet sich daher auf die universellen Heilungs-Gesetze, die keine Erfindung der Neuzeit darstellen, sondern schon in den Heilungstempeln der Antike beachtet wurden. Die „Zwölf Gesetze der Heilung" stellen keinen „How-to-do-Ratgeber" dar, sondern behandeln das Wesen von Gesundheit und Krankheit von ihrem Ursprung her. Wer diese „Zwölf Gesetze" in seinem Leben verwirklicht, wird möglicherweise zu seiner eigenen Überraschung feststellen, dass er keine äußere Behandlung mehr benötigt. Er wird unzweifelhaft erkennen: „Wahre Heilung beginnt im Inneren!"

ISBN: 9783-89427-920-2